LES

MALADIES MENTALES

DANS LES

ARMÉES EN CAMPAGNE

PAR

Le Dr Charles VIALATTE

Élève de l'École du Service de Santé Militaire.

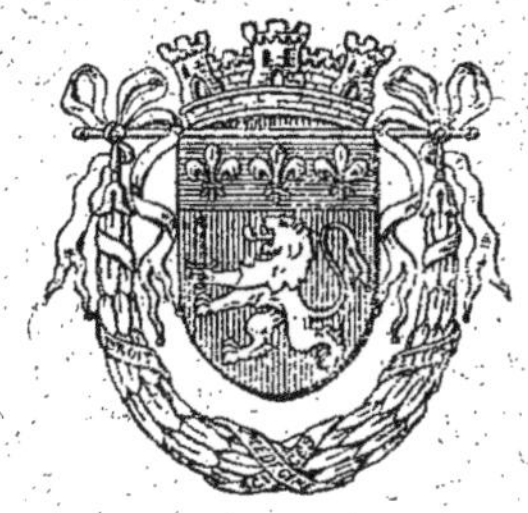

LYON

A. REY, IMPRIMEUR-ÉDITEUR DE L'UNIVERSITÉ

4, RUE GENTIL, 4

1911

LES
MALADIES MENTALES

DANS LES

ARMÉES EN CAMPAGNE

LES
MALADIES MENTALES

DANS LES

ARMÉES EN CAMPAGNE

PAR

Le Dr Charles VIALATTE

Élève de l'École du Service de Santé Militaire.

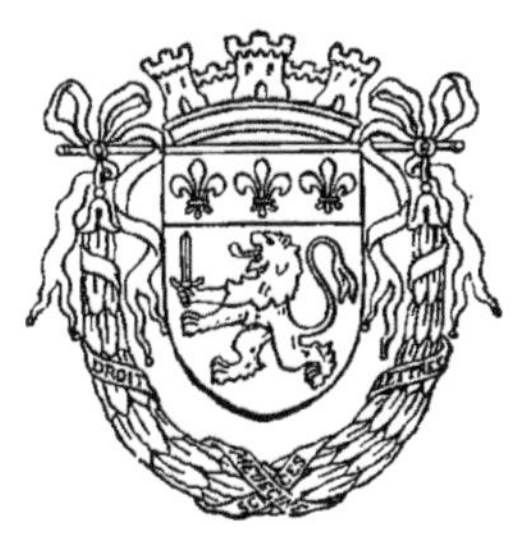

LYON

A. REY, IMPRIMEUR-ÉDITEUR DE L'UNIVERSITÉ

4, RUE GENTIL, 4

1911

A MA FAMILLE

A Monsieur le Professeur PIERRET

A Mon Président de Thèse

Monsieur le Professeur LANNOIS

Professeur-Adjoint à la Faculté de Médecine de Lyon,
Membre correspondant de l'Académie de Médecine,
Chevalier de la Légion d'honneur.

A M. LE PROFESSEUR AGRÉGÉ JEAN LÉPINE

Médecin de l'Asile de Bron,

A MONSIEUR LE DOCTEUR JUDE

Médecin-Major de 2e Classe à l'École du Service de Santé Militaire.

AVANT-PROPOS

Il en est des aliénés dans les grandes collectivités, comme dans les familles : les « fous », d'une façon générale ne retiennent pas longtemps la sollicitude et l'intérêt. C'est ce qui explique vraisemblablement que le sujet qui nous occupe n'ait donné lieu jusqu'à présent à aucune étude d'ensemble.

Si l'on refuse de s'émouvoir avec Jacoby (d'Orel) sur ces « victimes oubliées de la guerre moderne », d'autres considérations d'ordre pratique et militaire seront peut-être assez puissantes pour fixer l'attention sur la question des aliénés, dans les armées en campagne. Les réactions des aliénés dans une foule sont, en effet, susceptibles d'influer d'une façon regrettable sur la collectivité, et d'y jeter le désarroi. On le vit bien, au cours de la guerre de Mandchourie, dans l'armée russe, où rien n'avait été prévu à ce sujet, et où l'on dut improviser sur les lieux mêmes tout un service spécial.

Les documents assez épars qui nous ont servi à édifier cette thèse proviennent des sources les plus diverses. Un certain nombre d'observations avaient été déjà recueillies soit en France, soit en Allemagne, après les guerres de 1866 et de 1870-1871. La dernière guerre russo-japonaise, en particulier, a donné lieu à différents travaux sur la question[1]. D'autres campagnes moins importantes en ont également suscité quelques-uns. Nous nous sommes efforcé de les rassembler et d'en dégager les données essentielles en nous maintenant en dehors de tout parti pris.

M. le professeur Lannois nous a fait l'honneur d'accepter la présidence de cette thèse : nous le prions d'agréer nos sincères remerciements. A M. le professeur Pierret, nous offrons respectueusement l'hommage de ce travail dont il avait bien voulu nous charger. Ces recherches nous furent confiées sur la proposition de l'un de nos chefs, M. le médecin-major Jude ; nous lui exprimons ici toute notre reconnaissance.

M. le professeur agrégé Jean Lépine a été notre Maître par excellence. Dans son service de l'asile de Bron, où il nous réservait l'accueil le plus bienveillant, il nous a inspiré le goût de la pyschiatrie, et nous a appris comment il faut observer et interpréter. Nous ne laisserons pas s'effacer l'empreinte de cet enseignement clinique qu'il nous a si libéralement donné pendant plusieurs mois. En inscrivant son nom à la première page de ce travail, auquel il n'a pas dédaigné de s'intéresser, nous obéissons à des sentiments de respectueuse gratitude qu'il nous est moins facile de traduire que d'éprouver.

---

[1] M. le médecin-major Fromont a eu l'extrême obligeance de traduire et d'analyser à notre intention quelques mémoires russes. Nous tenons à le remercier bien vivement ici.

LES
MALADIES MENTALES

DANS LES

ARMÉES EN CAMPAGNE

CHAPITRE PREMIER

AUGMENTATION DU CHIFFRE DES PSYCHOSES DANS LES ARMÉES EN CAMPAGNE

Les affections mentales subissent-elles un accroissement numérique dans les armées en campagne, par rapport au chiffre moyen du temps de paix ?

Les grands bouleversements d'ordre moral et matériel que la guerre détermine doivent logiquement amener une rupture de l'équilibre mental chez toute une catégorie de sujets, prédisposés héréditairement, ou du fait d'intoxications et d'infections diverses, chez les faibles d'esprit, les déséquilibrés, tous ceux en un mot qui présentent une fragilité cérébrale particulière. Ce point, qui n'est plus controversé aujourd'hui, l'a été, surtout en France, dans le courant du siècle dernier.

Si Brierre de Boismont affirmait que tout événement important, tout malheur public accroît le nombre des aliénés, Ferrus et Baillarger étaient loin d'en convenir. A une époque plus rapprochée, nous voyons Legrand du Saulle soutenir que l'état mental des Parisiens ne s'était ressenti en aucune façon des malheureux événements de 1870-1871, opinion qui fut, du reste, énergiquement combattue par Voisin et Hospital dont l'avis était tout opposé.

Nous rappelons ces divergences, car elles témoignent d'une insuffisance d'observation qui s'explique par le peu d'intérêt accordé jusqu'à présent aux aliénés militaires, particulièrement en temps de guerre. Cette question, on peut le dire, est toute récente.

Les anciens auteurs ne nous ont laissé qu'un mot, celui de « folie obsidionale », qui puisse nous faire admettre qu'ils avaient observé ces désordres psychiques, à étiologie complexe, fréquents dans les villes assiégées. Les grandes guerres de l'Empire qui auraient pu sans doute constituer un champ immense d'observation sont restées inutilisées à ce sujet. La meilleure raison en est qu'à cette époque les connaissances relatives aux maladies mentales étaient nulles ou rudimentaires et fort peu répandues d'ailleurs, dans un corps médical mal organisé. Le *Traité médico-philoso-phique sur l'aliénation mentale* de Pinel est de 1791. Sa *Nosographie philosophique*, de 1818. En 1816, Villermay, dans son *Traité des vapeurs*, énonçait négligemment cet aphorisme : « L'homme ne peut être hystérique puisqu'il n'a pas d'utérus ». Déjà, cependant, on voit l'attention se fixer çà et là sur ces faits.

Pinel, observant 113 aliénés à antécédents entièrement connus, attribue chez 30 d'entre eux la détermination de la folie aux événements de la Révolution. Il cite également le cas d'un jeune soldat devenu subitement aliéné pendant une action sanglante lors des guerres de la République, en voyant son frère frappé mortellement à ses côtés ; ramené dans ses foyers dans un état de stupeur profonde, sa vue réagit sur un autre frère qui à son tour devient fou.

Desgenettes remarque, qu'en l'an II et en l'an VIII, les Bas-Bretons furent en grand nombre frappés de « nostalgie ».

Percy reste muet.

Larrey rapporte brièvement quelques faits dans ses *Mémoires de chirurgie militaire*. Il a vu des cas d'aliénation dans la campagne d'Egypte [1]. Il a vu des psychoses traumatiques caractérisées par un « état d'aberration mentale », des « rêves sinistres qui troublaient le sommeil et..... un état permanent d'inquiétude [2] ». Il propose même pour ces cas-là le traitement prophylactique suivant :

« Les ventouses scarifiées sur les parties touchées par le boulet et appliquées immédiatement après le coup ; la saignée générale ; l'application sur le ventre et la poitrine de la peau bouillante d'un animal, tel que le mouton écorché vivant, c'est-à-dire après qu'il a été assommé : les boissons diaphorétiques sucrées. Voilà, je pense, les moyens à l'aide desquels on préviendrait de tels accidens. » Pendant la retraite de Russie, il y eut de nombreux cas d'aliénation mentale, dans les débris de la Grande Armée. Enfin, l'on sait qu'un des hauts dignitaires de l'Empire, le général Junot, duc d'Abrantès, après avoir pris part à la guerre d'Espagne

[1] *Mém. de chir. milit.*, t. II, p. 267.
[2] *Mém. de chir. milit.*, t. III, p. 386.

(1810), à la campagne de Russie (1812), vit sa raison s'égarer tout à coup et fut ramené en France où il mourut en 1813.

Au fur et à mesure que l'étude des maladies mentales fait des progrès, les observations se multiplient. Delacoux, en 1836, signale 11 cas d'hallucination à forme anxieuse chez des soldats qui avaient présenté des phénomènes de congestion cérébrale au cours d'une marche sous une température excessive, pendant l'expédition du maréchal Bugeaud, dans la province d'Oran.

A l'Académie de Médecine, dans la séance du 2 mai 1848, le Dr Belhomme lit sous ce titre : *Influence des événements et des commotions politiques sur le développement de l'aliénation mentale*, un mémoire qu'on peut résumer dans les propositions suivantes : la perturbation et les émotions vives qui naissent des révolutions sont une des causes morales qui influent sur le développement de l'aliénation mentale ; — la folie frappe le plus souvent les individus prédisposés ; — sa forme est aiguë, et par conséquent plus susceptible de guérison ; — le traitement qui réussit le mieux est le traitement sédatif, en particulier les bains prolongés avec affusions froides sur le sommet de la tête; — les dérivatifs sur le canal intestinal et sur la peau terminent heureusement les accès ; — enfin, le traitement moral bien ordonné favorise la guérison.

En 1851, Aubanel publie, dans les *Annales médico-psychologiques*, l'observation détaillée d'un officier de l'armée d'Italie, condamné à mort « pour avoir quitté les rangs de sa compagnie au moment du combat et pour avoir pris la fuite en présence du danger et des attaques de l'ennemi ». Il s'agissait d'un paralytique général au début, dont l'affection évolua assez rapidement et se termina par la mort.

Pirogoff, chirurgien de l'armée de Crimée, signale qu'on rencontre assez souvent à la suite de blessures très légères des « paralysies réflexes », qui seront qualifiées plus tard de paralysies hystériques ou d'hystéro-traumatisme. Des cas semblables sont observés par Neudörfer, par Weir-Mitchell et Keen au cours de la guerre de Sécession (1860-1866). Keen rapporte sous le nom de « traumatic hysterical state » un cas de tremblement consécutif à un coup de feu chez un brave officier qui fut, de ce fait, accusé de poltronnerie et qui demanda à se faire examiner par un conseil d'enquête pour se disculper de cette accusation[1].

A la suite des guerres de 1866 et de 1870-1871, paraissent en Allemagne les observations de Nasse, Hüppert, Jolly, Ideler, Weyert, Schrœter; en France, les études de Lunier, Voisin, Hospital, Benoist de la Grandière, Magnan, etc. Tous ces travaux sont pour la plupart très partiels et incomplets.

Enfin, nous abordons la période contemporaine avec la guerre du Transvaal, la guerre hispano-américaine et surtout la guerre russo-japonaise qui a donné lieu, au point de vue qui nous occupe, à un grand nombre de notes et d'articles, dont beaucoup ont été reproduits ou résumés dans des publications françaises et alle-

[1] Cité par Conor, l'Hystérie dans l'armée (*Arch. méd. et pharm. mil.*)

mandes. Tel est l'ensemble des travaux que nous nous sommes efforcé de condenser dans les pages suivantes.

*
* *

Ce rapide aperçu historique montre que, de tout temps, on a observé, pendant les guerres, des maladies mentales et des troubles nerveux divers. En ce qui concerne leur fréquence et leur proportion numérique, par rapport aux chiffres du temps de paix, on ne saurait se fonder sur l'appréciation générale et variable des auteurs. La première statistique d'ensemble, pouvant servir de base solide à notre jugement, est la consciencieuse étude de Lunier, qui a établi ses chiffres au lendemain de la guerre de 1870-1871, avec le concours des médecins de tous les asiles départementaux français.

Il ressort de ce travail qu'en 1870-1871, les asiles français ont eu, par suite de la désorganisation de tous les services nationaux, 1.300 entrées de moins qu'en 1869-1870. Par contre, en 1871-1872, il y eut 2.785 entrées de plus que la moyenne. Sur ce nombre, l'auteur évalue à 1.700 ou 1.800 malades, les séquestrés dont la folie avait été déterminée plus ou moins directement par les événements de la guerre. Il fait ressortir la proportion énorme des troubles mentaux dans la population militaire, par rapport à la population civile, en temps de guerre. Dans la population civile, l'influence des événements se serait fait sentir avec une égale énergie dans les deux sexes.

Voilà donc un fait acquis. Mais ces chiffres déjà considérables sont inférieurs à la réalité. Les causes d'erreur, pour Hospital[1], sont les suivantes : « Pendant la guerre et surtout durant l'invasion, les préoccupations qui en résultaient et les appréhensions qui en étaient la suite avaient détourné momentanément l'attention de la question des aliénés ; puis, un peu plus tard, les communes redoutant de se grever, surtout à un moment où le salut de nos armes nécessitait d'impérieux sacrifices, laissaient errer un peu à l'abandon quelques aliénés, qui, sans être précisément dangereux, auraient été, en temps ordinaire, séquestrés et traités. »

Sarazin rapporte qu'après la guerre il y eut dans notre armée un grand nombre d'officiers réformés pour aliénation mentale.

La statistique médicale de l'armée n'existe pas pour les années 1870 et 1871. Mais si on fait le total des sorties de l'armée (réforme, retraite, non-activité pour infirmités temporaires) en l'année 1873 pour aliénation mentale, on a un chiffre de 256, tandis qu'il n'est que de 174 en 1869. « Cette proportion supérieure à celles de 1868 et de 1869 peut sans doute être attribuée aux faits de guerre. »

Dans l'armée allemande, il y eut aussi beaucoup de soldats internés en 1872. Schwaab[2], en 1878, évalue à 200 le nombre de soldats hospitalisés dans les asiles à la suite de la guerre.

Au cours de la guerre hispano-américaine, à Cuba et aux Philippines, Richardson a relevé dans les troupes américaines 297 cas de folie.

[1] *An. méd. ps.*, 1875.
[2] In *Allgem. Zeitschr. für Psych.*, Bd. XXXIX, s. 630.

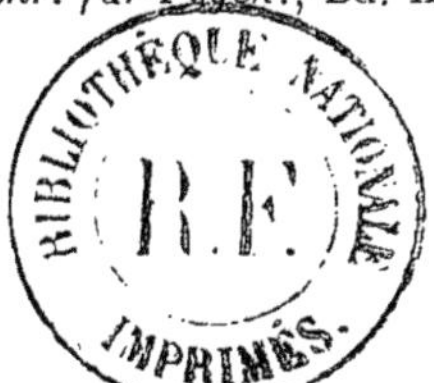

Il est évident que le nombre des cas de psychoses se trouve au maximum dans ces grandes campagnes dont la guerre russo-japonaise nous offre le plus récent exemple. Mais des expéditions moins importantes ne restent pas sans influence. Dans notre corps expéditionnaire de Chine, en 1900-1901, sur un effectif total de 13.448 hommes, on a hospitalisé 32 malades présentant des troubles mentaux divers.

Pendant la première campagne du Maroc, nous trouvons également une augmentation. Tandis qu'en 1905 et 1906 les entrées à l'hôpital d'Oran[1], pour troubles mentaux, épilepsie, etc., étaient de 48 et 50, pendant la période très active de 1908 (Haut-Guir) elles atteignent 80.

Pour résumer ces données numériques et fixer les idées, retenons qu'en temps de paix, dans les armées européennes, la proportion moyenne des aliénés oscille entre 0,4 et 0,9 pour 1.000. Nous la voyons s'élever à 2,5 pour 1.000 dans l'armée anglaise pendant la guerre des Boërs, à 2,7 dans l'armée des Etats-Unis pendant la guerre avec l'Espagne, à 2 pour 1.000 dans l'armée russe pendant la guerre avec le Japon. Par rapport au nombre total des malades et des blessés ce chiffre représente environ 4 pour 1.000.

Mais cette proportion établie d'après les chiffres officiels est vraisemblablement un peu inférieure à la réalité. Des cas qui relèvent directement de l'aliénation mentale ne sont pas compris sous cette rubrique dans les statistiques. Certains faits d'auto-mutilation[2]

[1] Renseignements dus à M. le médecin-major Marotte.
[2] Pour *l'auto-mutilation*, voy. th. Georges, Lyon, 1910.

entrent dans cette catégorie : tel ce soldat, cité par Duponchel, qui s'enlève le doigt d'un coup de revolver en présence de l'ennemi pour être décoré. Ce malheureux était un déséquilibré qui finit par le suicide.

Le suicide n'est, le plus souvent, que l'aboutissant d'un état mélancolique anxieux. Les suicides furent très fréquents dans l'armée russe. Dans la plupart des cas, ils devraient être considérés comme une manifestation de maladies mentales.

Wladyczko, qui observa les aliénés de Port-Arthur, pendant le siège, signale aussi des cas de psychoses suraiguës qui ne furent pas soignées à l'hôpital et qui n'entrent donc pas dans les statistiques. Il cite, comme exemple, le cas d'un tirailleur, dans l'état duquel rien d'anormal ne s'était présenté auparavant, qui parut tout à coup surexcité, et s'élança seul vers les ennemis, sans carabine et sans casquette. Un Japonais l'ayant visé le tua raide. Un autre soldat, qui n'avait également ment présenté rien d'anormal, se mit tout à coup à tirer sur ses camarades et à les percer de sa baïonnette, car il les prenait pour des Japonais déguisés ; à peine l'eut-on désarmé, qu'il fut tué par un éclat d'obus.

A côté de ces causes d'erreur tendant à faire omettre un certain nombre de cas, on peut se demander s'il n'y a pas des causes d'erreur en sens contraire. Ici, se pose la question de la simulation de la folie. Les conclusions de la thèse de Caillet[1] mettent bien au point l'opinion actuellement admise à ce sujet : 1° Les cas de simula-

---

[1] *De la simulation des troubles mentaux. Ses rapports avec la dégénérescence* (th. Bordeaux, 1908).

tion totale par des individus entièrement sains d'esprit sont extrêmement rares, et la plupart de ceux publiés autrefois rentrent dans la sursimulation ; 2° ce sont les dégénérés à tous les degrés, depuis les simples déséquilibrés jusqu'aux imbéciles, qui, le plus souvent, simulent la folie. Ils simulent de deux façons : *a)* en accentuant la manifestation de leur dégénérescence psychique ; *b)* en greffant sur cette dégénérescence une psychose parasitaire.

Nous devons, du reste, signaler que d'après Borischpolsk, la simulation aurait été fort rare pendant la dernière guerre russo-japonaise. Cet auteur affirme n'en avoir pas décelé un seul cas sur 76 sujets examinés.

Quoi qu'il en soit, un fait ressort dès maintenant avec une suffisante netteté : dans les armées en campagne, la proportion des maladies mentales présente une augmentation appréciable par rapport aux chiffres du temps de paix.

CHAPITRE II

ETIOLOGI GÉNÉRALE

Est-il possible de discerner, dans le développement des affections mentales du temps de guerre, des causes étiologiques bien particulières et bien caractérisées ? Il ne faut pas vouloir trop schématiser. L'influence de la guerre sur le développement des troubles nerveux et des troubles mentaux doit être rapportée à des conditions mixtes, c'est-à-dire qui agissent simultanément au point de vue psychique et somatique. A côté des influences purement psychiques (chagrins, séparation d'avec la famille et souci de ce qui lui advient, nostalgie, effroi de l'avenir, etc.), nous remarquons avec une netteté parfaite l'influence des privations physiques (alimentation insuffisante, privation de sommeil, fatigue causée par les longues marches) et de la déchéance organique consécutive aux maladies somatiques (rhumatisme, typhoïde, dysenterie, etc.) qui, comme le montre l'observation, influe puissamment sur le système nerveux. A la vérité, ces causes étiologiques peuvent être trouvées en tout temps comme point de départ des affections mentales ; mais on doit reconnaître que si la guerre ne les crée pas de toutes pièces, elle peut du moins les réaliser avec une intensité inaccoutumée. Il faudra insister particulièrement sur une catégorie de faits dont le rôle étiologique est indéniable et a déjà été l'objet de plusieurs observations, nous voulons parler de l'action physiologique des explosifs utilisés par l'artillerie moderne, qui n'agissent vraisemblablement pas seulement par l'effroi qu'ils déterminent chez les combattants, mais aussi par la commotion qu'ils exercent sur tout l'organisme, et par le trouble qui en résulte dans le fonctionnement des éléments nerveux.

LE TERRAIN

Importance des prédispositions. — Il faut, tout d'abord, attacher une grande importance au « terrain » sur lequel viendront se greffer les psychoses. La fréquence des tendances psychopathiques antérieures n'a pas échappé à ceux qui se sont occupés des aliénés en temps de guerre. Déjà, après 1870-1871, Fr. Jolly, de la Clinique psychiatrique de Würzburg, signalait, sur 10 cas qu'il avait observés personnellement, 4 cas où la prédisposition s'était manifestée avant la guerre par des phénomènes divers (idées de persécution, instabilité mentale, anomalies psychiques). Nasse a trouvé un rapport encore plus fréquent: 9 fois sur 14 malades. Richardson a fait la même observation pendant la guerre hispano-américaine. Il en a été de même en Russie (Rybakoff, Soukhanoff, etc.). Or, « l'armée actuelle, dit Chavigny, reçoit des individus plus tarés que ceux qui, jadis, formaient son contingent: l'intoxication alcoolique héréditaire ou personnelle est plus fréquente ; le surmenage mental héréditaire ou personnel a développé les tendances psychopathiques des « appelés » et surtout celles des « engagés ».

On trouve ainsi uné catégorie de sujets dont l'équilibre mental instable est rompu dès la première tourmente. Ce sont ces « psychoses de la mobilisation » décrites par certains auteurs déjà anciens. A vrai dire, elles ne méritent pas d'être individualisées ; elles révèlent simplement une insuffisance cérébrale particulière, chez des héréditaires le plus souvent, et mettent bien en lumière l'importance des prédispositions morbides.

Les observations suivantes font assez bien ressortir, nous semble-t-il, le rôle de ces prédispositions, qui est essentiel, la cause déterminante pouvant être réduite au minimum.

OBSERVATION I. — Fr. JOLLY.

Pierre H..., menuisier, vingt-quatre ans, de K .., Prusse rhénane, réserviste. Admis le 22 juillet 1870, avec les renseignements suivants : Depuis qu'il a reçu l'ordre de mobilisation, est tombé dans un état d'anxiété profonde et de mélançolie.

A son entrée, il présente l'aspect de la stupeur. Le regard est fixe, rivé au sol. Aux questions posées, ne font suite aucune réponse ni réaction d'aucune sorte. Les bras restent pendants et n'offrent pas de résistance aux mouvements passifs. Malade, de stature petite et grêle, plutôt maigre. Musculature médiocrement développée, teinte anémique des muqueuses. Pas d'inégalité pupillaire ; les pupilles réagissent bien à la lumière. Pas d'anomalie dans la structure du crâne ; organes thoraciques et abdominaux normaux.

L'aspect de la stupeur reste fortement empreint pendant les premiers temps de son séjour. Passivité absolue ; ne mange pas spontanément, mais se laisse introduire les aliments dans la bouche, sans opposition. Urine et défèque dans ses vêtements, si on ne le conduit pas aux latrines. De temps en temps, il se lève de sa chaise, fait quelques pas vers la porte et laisse entendre des phrases décousues. Parfois aussi il se lève soudainement la nuit et appelle son père.

Dans la deuxième semaine d'août, une amélioration apparaît. Il montre plus d'activité, s'habille et se déshabille lui-même et mange spontanément. Son aspect redevient tout à fait bon et il est renvoyé dans son pays le 30 août 1870.

Nous croyons intéressant de rapprocher de cette observation le cas suivant, qui se rapporte à un jeune soldat incorporé en octobre 1910, pendant la période de tension préparatoire à la grève des chemins de fer, à un moment où l'opinion publique était assez agitée. Il se créa ainsi une atmosphère favorable à l'évolution d'idées délirantes chez quelques esprits débiles.

OBSERVATION II [1]

L... Antoine, vingt-deux ans, jeune soldat. Arrivé au service le 5 octobre 1910. Docteur en droit.

Antécédents héréditaires. — Mère d'un caractère bizarre, contrariant.

Père d'un équilibre mental satisfaisant.

Antécédents personnels. — Élevé dans un établissement

---

[1] Due à l'obligeance de M. le médecin-major de première classe Chavigny, ancien professeur agrégé du Val-de-Grâce.

religieux. L... s'est très jeune signalé par une piété qui, même dans son milieu, fut jugée excessive.

Poussé par son père à un travail intensif, il a fait ses études de droit en province. Reçu docteur en droit à vingt et un ans.

Dans le jeune âge, sujet à des terreurs nocturnes telles, que la nuit il quittait sa chambre pour aller coucher avec son père, et cela jusqu'à l'âge de seize ou dix-huit ans. Appelé pour son service militaire à Paris, où il n'était jamais venu, il arrive dans cette ville, fort prévenu contre elle, la jugeant ville de perdition. Il arrive le 5 octobre, dans la période de tension préparatoire à la grève des chemins de fer. Dans son esprit, c'est une révolution qui se prépare.

Constitution physique médiocre, sujet peu développé, poitrine étroite, crâne petit; ne donne pas l'impression d'un sujet intelligent.

Entré à l'hôpital du Val-de-Grâce le 14 octobre.

Dès le jour de l'incorporation, il avait manifesté à son capitaine sa crainte de ne pas pouvoir être un bon soldat. Le 13 octobre, il vient le trouver, lui dit à nouveau ses craintes, et lui déclare qu'il ne se sent pas capable « d'assumer les responsabilités du service ». Le 14, L... se présente à la visite. Dans la salle d'attente de l'infirmerie, il confie son porte-monnaie à un voisin, et aussitôt entré dans la salle de visite, demande au médecin un revolver pour se suicider. Le médecin fait préparer L... pour l'évacuer, sous surveillance, à l'hôpital. Pendant qu'il s'habille, L... demande à ses camarades de le tuer.

Arrivé à l'hôpital, il profite de ce qu'il va aux cabinets pour essayer de se jeter par une fenêtre. On l'en empêche.

Le 15 octobre, vers 6 heures du matin, il brise une vitre, et avec un fragment acéré de verre il se fait une plaie pénétrante de poitrine, dans le 6e espace intercostal gauche. Pneumothorax guéri sans complication.

Les jours suivants, mélange de délire mystique mal

systématisé avec délire érotique ; démonomanie. Certains de ses camarades, le caporal de son escouade, des démons, viennent lui faire, la nuit, des propositions immorales. La nuit aussi, il voit la Vierge qui lui apparaît, mais ne lui parle pas. A certains moments de la journée, on le voit qui suit des hallucinations visuelles. Idées d'indignité. Tout ce délire est assez vague, mal cohérent.

Évacué sur Charenton.

Voilà donc, chez un héréditaire surmené, transplanté dans une grande ville où il se sent dépaysé, convaincu qu'il va être mêlé aux agitations d'une révolution qui se prépare, comment apparaît un délire polymorphe accompagné de tentatives de suicide. Nul doute, qu'en cas de mobilisation, dans des conditions qui ne différeront que par plus de gravité, on ne puisse observer en grand nombre des cas analogues au précédent, qui nous a paru assez typique pour être rapporté. L'expert aura à intervenir pour débarrasser, dès le début, l'armée de ces non-valeurs psychiques.

La race. — Il faut aussi tenir compte, dans une certaine mesure, de l'influence de la race au point de vue des prédispositions psychopathiques. Au congrès de Moscou de 1897, Sikorski et Maximoff ont présenté une étude sur la fréquence des psychoses d'après la nationalité, dans les troupes de l'arrondissement militaire de Kieff. Les militaires se divisent en quatre groupes différant entre eux par leur origine, leur langue, leur religion et leurs mœurs : 1° les Russes (Grands - Russes, Petits - Russes, Blancs - Russes) ; 2° les Polonais ; 3° les Musulmans, constitués par cette portion de la race mongole, connue sous le nom de branche oural-altaïque ; 4° les Juifs. La moyenne annuelle des malades du service psychiatrique de Kieff étant de 0,99 pour 1.000 hommes présents sous les drapeaux, la fréquence des psychoses par nationalités est la suivante :

Russes	0,91 pour 1.000
Polonais.	0,92 —
Musulmans	1,06 —
Juifs	2,19 —

En ce qui concerne l'âge, d'après Ermakow[1], pendant la campagne de Mandchourie, le plus grand nombre des affections psychiques appartenaient aux individus appelés de la réserve au service actif (de trente et un à quarante ans).

L'alcoolisme. — Nous verrons ultérieurement l'importance des psychoses alcooliques dans les armées en campagne, mais, dès maintenant, il convient de bien mettre en lumière le rôle de l'alcoolisme, considéré simplement comme cause prédisposante ou aggravante. Les guerres anciennes ont donné lieu à des fatigues, à des émotions, à des épisodes terrifiants, tout comme les guerres contemporaines ; et nous avons déjà signalé le petit nombre de cas de folie relevés par les anciens auteurs. Sans nul doute, ce fait s'explique en partie par le bilan restreint des connaissances psychiatriques, il y a un siècle ; mais, nous ne croyons pas trop nous

[1] Xe Congrès des médecins russes, Moscou, 1907 (an. in *Rev. Neurol.*, p. 133, 1908).

avancer en affirmant qu'il faut faire intervenir surtout la rareté relative de l'alcoolisme, avant l'apparition des alcools d'industrie. On ne saurait trop attirer l'attention sur ce point. L'état psychique des alcooliques, instable et mobile, passant avec rapidité de l'attendrissement à la violence, fournit un terrain particulièrement favorable à l'éclosion des délires. Ajoutons qu'il arrive souvent, en temps de guerre, que ces alcoolisés sont aussi des inanitiés, et l'on sait combien sont fréquents dans l'inanition les phénomènes hallucinatoires[1].

L'influence désastreuse de l'alcoolisme sur les troupes a été signalée depuis longtemps. Un médecin militaire, Sarazin[2], ancien professeur à l'Ecole de Strasbourg, nous décrit ainsi l'arrivée en Alsace des régiments de l'armée d'Afrique : « Dans toutes les gares où les trains s'arrêtaient, des tonneaux de vin étaient mis à la disposition des soldats, par les populations plus enthousiastes que réfléchies... La santé des hommes et leur esprit de discipline se sont gravement ressentis des excès de boisson auxquels ils se sont livrés ; ils encombrèrent l'hôpital militaire de Strasbourg, où sont bientôt réunis plus de huit cents malades. »

« On ne peut plus entrer dans les cafés, encombrés d'officiers du matin au soir. On crie beaucoup, on boit, on s'agite, chacun a son plan de campagne. J'ai entendu un capitaine d'état-major se faire fort d'arrêter

[1] Nous renvoyons pour l'étude des « délires d'inanition » à la thèse de Lassignardie (Bordeaux, 1897).

[2] Sarazin, *Récits sur la dernière guerre franco-allemande*, Paris, Berger-Levrault, 1887.

les armées prussiennes avec quatre régiments dé cui-
rassiers. On ne saurait se figurer ce qu'il se débite
d'insanités dans Strasbourg. »

Au lendemain de la guerre, un autre médecin
militaire, Champouillon écrit : « Aujourd'hui nous
sommes, dans l'armée, en présence d'une maladie
grave, mortelle pour la discipline, compromettante
pour la sécurité nationale. Qu'on interroge tous les
généraux qui ont commandé dans la dernière guerre ;
tous répondront qu'ils ont conduit au combat et aux
tranchées des hommes saisis par l'alcool et hors d'état
de marcher ou de soutenir la fatigue. Que l'on consulte
les registres des maisons d'aliénés, et l'on constatera
qu'elles se remplissent de militaires alcoolisés[1]. »

Des remarques identiques ont été faites par les médecins russes pendant la guerre de Mandchourie, et
Jacoby (d'Orel) cite ce passage d'un ordre du jour du
général commandant la place de Kharbine : « Malgré
l'interdiction de vendre de l'eau-de-vie aux soldats, on
constate une très grande ivrognerie dans les troupes ;
aussi les cas d'indiscipline et les actes de violence
sont fréquents et donnent lieu à des poursuites judi-
ciaires. »

FACTEURS ÉTIOLOGIQUES DIVERS

Emotions. — Quant au rôle des émotions comme
circonstance étiologique, il est indéniable. Mais l'émotion n'agit pas à l'état isolé. Elle vient s'ajouter aux

---

[1] In *Recueil des mémoires de médecine, de chirurgie et de pharmacie militaires*, 3e série, t. XXVII, p. 337, 1871.

intoxications d'origine interne ou externe, à la fatigue, au surmenage. Le choc émotionnel comporte une série de modifications complexes dans les phénomènes de perception, dans la mémoire, et a comme support organique, des troubles du sympathique et des phéno-mènes viscéraux. Outre ces désordres immédiats, comme le fait observer Pierre Janet, l'effort impuissant pour s'adapter à la circonstance nouvelle, amène « des épuisements divers et de nouvelles dérivations quel-quefois pendant une longue période ». Ces phénomènes se rattachent alors de plus en plus à la fatigue, tout en ayant eu, pour point de départ, l'émotion, et la distinc-tion entre ces deux groupes de faits devient fort difficile.

Rôle des explosifs. — Il devient encore plus difficile de préciser le rôle de l'émotion purement morale, lors-qu'on considère cette catégorie de troubles mentaux déterminés d'une façon si générale par les nouvelles conditions du combat moderne, et qui n'ont eu d'ana-logue, jusqu'ici, que dans les grandes catastrophes cosmiques. Ce qui prouve que ce n'est pas simplement l'émotion, la frayeur qui agissent dans ces cas-là, c'est, entre beaucoup d'autres, le fait suivant, observé par Longmore à la suite des formidables explosions de pou-drières qui se succédèrent pendant le siège de Sébas-topol. Cet auteur, qui avait constaté sur lui-même ces états consécutifs de stupidité et de torpeur, observa qu'ils étaient d'autant plus accentués que le sujet était plus rapproché du lieu de l'explosion. Il semble donc qu'il y ait à tenir compte de troubles vibratoires agissant sur les centres nerveux. Il y a là tout un ensemble de conditions encore fort mal connues, mais qui doivent solliciter notre intérêt. On est frappé par la similitude des troubles mentaux observés chez les victimes des grandes commotions terrestres[1] et chez les victimes de ces grandes explosions, par exemple chez les soldats russes dans la dernière guerre. Dans l'un et l'autre cas, on observe des réactions pathologiques analogues qui se manifestent par de la dépression, de l'indifférence, de l'apathie, des fugues automatiques, des hallucinations terrifiantes, souvent un véritable état d'obsession. « Le danger, la mort même se présentent maintenant sous des formes nouvelles, étranges, auxquelles notre psychologie ne s'est pas faite, dont elle n'a pas encore pris son parti. Un cuirassé qui, en moins de deux minutes, entraîne au fond de la mer tout son équipage, 800 personnes ; un combat d'artillerie où 104 chevaux sur 107 sont tués ; un assaut où tous les assaillants, jusqu'au dernier, tombent pour ne plus se relever, où quinze cents mines auraient dû éclater, ce qui n'est pas arrivé grâce à un heureux hasard, mais ce qui arrivera demain, tout cela nous fait l'impression plutôt d'une catastrophe cosmique, et l'on sait à quel point sont nombreux les cas de trouble nerveux ou mental par suite de ces catastrophes. Si des déraillements produisent tant d'affections psychopathiques plus ou moins graves, dans quel état nerveux doivent se trouver les échappés aux catastrophes du *Wariag*, du *Coréen*, de

---

[1] Hartenberg, l'Etat mental des sinistrés de Sicile *(Presse Médicale*, 23 janvier 1909). D'Abundo (de Catane), *Rivista italiana di Neuropatologia, Psichiatria ed Elettroterapia*, février 1909.

l'Enissey, du *Boyard* et surtout du *Petropawlosk* et du *Hatsuse* (Jacoby). »

De tels troubles psychiques ont pu être observés presque expérimentalement, si l'on ose ainsi parler, après les explosions des cuirassés *Iéna* et *Liberté*. Un médecin de la marine, le Dr Laurès, a publié, en 1907, l'observation d'un cas de confusion mentale subaiguë, passagère, avec hallucinations terrifiantes à la suite de l'explosion du *Iéna*. Nous résumons cette observation.

OBSERVATION III

(Laurès, *la Clinique*, n° 25, 1907.)

X..., trente-deux ans, quartier-maître canonnier.

Antécédents collatéraux. — Un frère plus jeune, interné après six ans de service actif, on ne peut savoir pour quelle affection mentale.

Antécédents personnels. — Entre cinq et dix ans, habitudes de somnambulisme.

Constitution physique, intellectuelle et morale normale, sans aucun stigmate de dégénérescence. Pas de syphilis, pas d'alcoolisme, pas de crises nerveuses ni de troubles de la sensibilité; aucun stigmate physique ou psychique d'hystérie.

Le 12 mars 1907, étant occupé sur l'*Iéna* à démonter un canon, il a été brusquement interrompu par les explosions qui se sont succédé à bord de ce cuirassé. Chute sans gravité. Il a pu gagner le fond du bassin dans lequel le bâtiment se trouvait à sec, a gravi l'escalier et, arrivé en haut sur le sol, est tombé sans connaissance.

Soutenu par des camarades, parlant à tort et à travers, inconsciemment il a été conduit, à pied, à l'hôpital de la marine. Il pousse en arrivant des cris inarticulés, est agité de secousses convulsives, pendant une heure environ, puis se calme.

Les jours suivants, le malade bouge peu, somnole fréquemment. Le 15 mars, se croyant guéri, sort de l'hôpital.

Dans la nuit du 15 au 16 mars, hallucinations rudimentaires de l'ouïe : roulements sourds, bruits inarticulés.

Le 16 mars, état de stupeur.

Progressivement, les hallucinations disparaissent; l'onirisme est réduit à de la simple rêverie. L'amnésie lacunaire qui s'étend du moment de sa chute sur le pont à celui de son réveil à l'hôpital, le lendemain de l'accident, persiste seule.

De même, pendant l'insurrection des Boxers, Matignon a publié deux cas de troubles psychiques passagers, consécutifs à des explosions de mines terrestres, au cours du siège des légations. Voici, résumée, l'une de ces observations.

OBSERVATION IV

(MATIGNON, *le Caducée*, août 1907).

(A noter que rien d'anormal ne se manifesta le jour même de l'accident.) « M. P... était un garçon froid, timide, parlant très peu. Quel ne fut pas notre étonnement quand le lendemain de l'accident, au moment du repas, nous l'entendîmes tout à coup élever la voix et porter sur une de nos jeunes compatriotes, dont on parlait, des appréciations aussi violentes que déplacées : « C'est la dernière des g..., c'est une sale p..., son mari est le dernier des m... » Pendant tout le reste du déjeuner, M. P... eut la même excitation et la même violence de langage. Il en fut de même au repas du soir. La nuit il dormit mal. Le lendemain, il me dit qu'il se trouvait dans un état d'excitation cérébrale extrême, qu'il se rendait bien compte de la violence de ses paroles, mais qu'il ne pouvait se maîtriser.

Dans les deux ou trois jours qui suivirent cet état

d'excitation extrême M. P... fut abattu, triste, parlant à peine, comme somnolent. Ses nuits étaient mauvaises, le sommeil agité par des cauchemars. Au bout de quelques jours, il était parfaitement remis et avait très bien gardé le souvenir de tous ses actes. »

Nimier a pareillement observé au Tonkin, à la suite de l'explosion d'une « fougasse », des phénomènes d'excitation marquée chez des tirailleurs algériens, et des phénomènes de commotion générale et des désordres de l'axe cérébro-spinal chez des blessés qui avaient sauté avec les remparts de Tuyen-Quan, lors des explosions de mines creusées par les Chinois.

Nous avons insisté sur cette catégorie de causes plus particulièrement militaires, en raison de leur importance qui ira croissant avec la puissance même des explosifs ; mais il faudrait bien se garder de réduire à ce petit groupe étiologique toutes les psychoses de la guerre. Ces causes particulières attirent peut-être plus vivement l'attention, mais il va sans dire que toutes les causes étiologiques banales (intoxications exogènes et endogènes, infections, etc.) constituent le fonds sur lequel viendront évoluer les psychoses. Et elles agissent avec une intensité d'autant plus marquée que les organismes qui leur sont soumis sont déjà plus ou moins affaiblis par les longues marches, les privations de toutes sortes, la faim, les émotions et la fatigue de la lutte. Nous n'avons pas à nous appesantir sur ce sujet que personne ne songerait à discuter.

*
* *

A quelle période de la campagne observe-t-on le

plus grand nombre de troubles mentaux ? On ne saurait répondre d'une façon absolue à cette question, étant donné que l'évolution des affections mentales est sous la dépendance d'un grand nombre de facteurs : maladies infectieuses, épuisement, surmenage, etc., dont l'apparition n'a évidemment rien de régulier. Cependant, d'après Roubinovitch, pendant la guerre russo-japonaise on observait dans l'armée russe durant le premier mois, en mars, 2 cas, 3 en avril, 10 en mai, 26 en juin, 39 en juillet, etc. Le nombre des cas aurait atteint ainsi un maximum pour décroître ensuite. D'après le travail d'Araky sur l'armée japonaise, le plus grand nombre des cas se produisit dans les six premiers mois de la guerre. Le chiffre diminua ensuite régulièrement, de telle façon qu'au bout d'un an le nombre des cas nouveaux était fort peu élevé. Il est à noter qu'un certain nombre de cas s'étaient déclarés avant l'entrée en campagne.

Voici, du reste, les chiffres fournis par Araky et concernant les 211 malades sur lesquels porte son observation :

De la mobilisation à l'entrée en campagne.	23
Pendant les six premiers mois.	56
Du sixième mois à la fin du douzième. .	40
Après un an	25
Date inconnue. , ...	67
	211

Une notion semble découler de ces faits : c'est que les prédisposés de toute sorte sont soumis à une élimination spontanée dès les premières grandes fatigues.

En résumé, nous voyons que les causes étiologiques du temps de guerre ne diffèrent pas essentiellement de celles qu'on observe dans la pratique civile ou même dans l'armée en période de paix. Les intoxications de toute nature, les infections, le surmenage, les émotions, etc., se retrouvent dans l'un et l'autre cas. Mais il faut insister sur le rôle prépondérant de l'intoxication alcoolique d'une part, et, d'autre part, sur l'action des engins explosifs modernes dont l'action précise reste encore à étudier. Enfin, il faut tenir grand compte des prédispositions et des tendances psychopathiques antérieures des sujets.

CHAPITRE III

ÉTUDE CLINIQUE

Il convient d'étudier maintenant les aspects cliniques sous lesquels apparaissent le plus souvent les psychoses et les divers troubles nerveux dans les armées en campagne. Une étude complète devrait passer en revue toute la pathologie mentale. Nous serons évidemment obligé de nous limiter et nous adopterons le plan suivant qui, malgré son imperfection, pourra mettre un certain ordre dans l'exposé clinique succinct que nous allons aborder. Nous considérerons les psychoses aiguës et les psychoses à évolution chronique, les premières étant de beaucoup les plus fréquentes. Le groupe des psychoses aiguës se subdivise lui-même au point de vue étiologique en psychoses toxiques, infectieuses, traumatiques, etc., présentant un ensemble de caractères suffisamment nets et précis. Les psychoses chroniques, moins fréquemment obser-vées au cours des opérations, ont un autre intérêt en raison de leur longue portée. Si les premières peuvent être appelées les psychoses de la guerre, celles-ci seront les psychoses d'après la guerre. Enfin, nous jetterons un coup d'œil sur ces manifestations pathologiques connues sous le nom de névroses, qui ont été observées en campagne : l'hystérie et l'épilepsie.

*
* *

Mais auparavant, nous croyons intéressant de nous arrêter quelque peu aux psychoses collectives. Sans doute, une armée n'est pas une foule et, au sens habituel du mot, elle doit même en être l'opposé ; il n'en est pas moins vrai, comme le fait observer Granjux[1], que l'armée constitue un milieu si éminemment suggestible que ses vrais chefs sont justement appelés des « entraîneurs d'hommes ».

La psychologie des foules a été bien étudiée ces dernières années par Tarde, G. Le Bon, Campeano, Nina-Rodriguez, Sc. Sighele, etc. Ce qui ressort de ces divers travaux, c'est qu'une collectivité de cette sorte présente une remarquable absence de sens critique, une extrême facilité à accepter toutes les suggestions, une tendance à obéir avec la même promptitude aux impulsions les plus diverses, en un mot une rupture d'équilibre entre les divers modes de l'activité psychique. Nous trouvons dans la rapidité de l'évolution de ces phénomènes un de leurs caractères essentiels.

§ I. — PSYCHOSES COLLECTIVES

Paniques. — La peur (la panique) est peut-être la plus fréquente de ces psychoses collectives suraiguës, la plus redoutable aussi, en raison de l'inhibition de

---

[1] Granjux, De la valeur du témoignage des aliénés en justice (discussion) *(Congrès d'Amiens,* août 1911).

l'activité neuro-musculaire chez l'individu pris isolément qui se trouve ainsi annihilé, et surtout en raison de l'extrême contagiosité de cet état mal défini qui a provoqué souvent les pires désastres. On trouve des exemples de cette sorte de délire collectif dès l'antiquité. Nous pourrions en signaler à toutes les périodes de notre histoire à propos de révolutions, de guerres civiles ou étrangères. Nous ne remonterons pas jusqu'à la fameuse terreur de l'an 1000, qui est presque du domaine de la légende ; mais nous rappellerons cette véritable épidémie qui, pendant la Révolution Française, s'abattit sur nos provinces, celles du centre en particulier, suivant une trajectoire nord-ouest-sud-est, et que l'on a appelée « la grande peur ». C'est ainsi qu'à Angoulême, le 28 juillet 1789, dans l'après-midi, le tocsin sonne tout à coup. Quinze mille « brigands » se dirigent vers la ville. Du haut des remparts, on les voit soulever au loin sur la route un tourbillon de poussière. On attend. Ce n'était que le courrier de Bordeaux qui passait. Mais l'effroi ne tombe pas de si tôt ; et il est avéré que les brigands ravagent la campagne. A 9 heures du soir, 20.000 hommes sont sur pied. Dans la nuit, nouvelle alarme : le tocsin sonne de nouveau. On a appris que les brigands ont incendié Verteuil, Ruffec, La Rochefoucauld. Le lendemain matin arrive le renfort des campagnes, en tout 40.000 hommes. Les brigands s'obstinent à ne pas venir. On s'enhardit. Cent cavaliers courent à leur recherche et vont fouiller la forêt de la Braconne. Naturellement, ils ne trouvèrent rien [1].

[1] Cf. th. Chantala, Toulouse, 1907.

On pourrait remplir des pages du récit de faits analogues. Dans les mémoires de Larrey nous trouvons en particulier la relation d'une panique survenue au passage de la Bérésina.

Sarazin, ancien professeur à l'Ecole de Médecine militaire et à la Faculté de Strasbourg, a bien décrit cette phobie délirante dont la cause est l'événement le plus futile. « ... La panique, écrit-il, est vraiment d'un effet fantastique; c'est un délire aigu, passager et contagieux. On se sent comme entraîné, et si on résiste, on est au premier moment couvert de sueur froide, et comme pétrifié par l'effort qu'on fait pour se vaincre. Cette trombe humaine traversa Frœschwiller... Que s'est-il passé? Des cavaliers allant faire boire leurs chevaux dans la Sauer voient tout à coup à petite distance un parti de uhlans; ils tournent bride au galop, passent devant la gendarmerie qui les suit, l'artillerie prend l'alarme; tous les soldats isolés qui se trouvent sur leur chemin se joignent à eux en criant : « Les voilà ! Sauve qui peut ! ». Des paysans, des femmes et des enfants grossirent le nombre des fuyards, et les voitures de réquisition s'élancèrent à toute bride sur leurs traces. Et pas un coup de canon, pas un coup de fusil même n'avait été tiré ! »

Nous ne multiplierons pas les exemples. Soulignons seulement la force brutale qu'acquiert soudain l'instinct de conservation chez les individus dont la conscience s'est brusquement obscurcie et qui ne reculent pas devant le meurtre. Il faut rapprocher de ces faits les scènes de sauvagerie signalées par Hartenberg dans les tremblements de terre de Sicile, celles plus anciennes du Bazar de la Charité où l'on vit des hommes du monde frapper à coups de canne et piétiner des femmes pour se frayer un passage vers les issues, ou encore de ce naufrage d'un transatlantique où des passagers frappaient à coups de poignard leurs compagnons de malheur pour prendre leur place dans une chaloupe.

Il y a encore des cas où l'on peut se demander avec plus d'hésitation où finit la pathologie et où commence la délinquance ou la criminalité. En mai 1792, les troupes françaises de Lille apprenant les désastres de Quiévrain et Tournai crient à la trahison et se précipitent sur le général Dillon et un officier de génie, Berthois, qui sont l'un et l'autre massacrés. Un degré de plus, et voici les actes de folie sadique si fréquents parmi les foules déchaînées, surtout lorsque les femmes y prédominent. Les guerres modernes entre peuples civilisés nous ont encore donné d'humiliants exemples.

Epidémies d'auto-mutilation, de suicide. — Nous citerons comme autres phénomènes de contagion morale ces épidémies d'auto-mutilation, observées chez nous, surtout dans les corps spéciaux d'Afrique (Bertrand, Huguet). Il y a aussi des épidémies de suicide. En 1805, au camp de Boulogne, plusieurs factionnaires successivement se brûlèrent la cervelle dans la même guérite. On brûla la guérite, et le mal fut enrayé. On observe même des conséquences inattendues et lointaines de cette folie particulière. Ainsi, d'après Prosper Lucas[1], au cours de la guerre russo-japonaise, quelques officiers du Mikado s'étant ouvert le ventre sur le champ de bataille, des déséquilibrés parisiens se sont fait « harakiri ».

Nostalgie. — Il existe une forme de psychose intéressante pour le médecin militaire et qui trouve assez naturellement sa place parmi les psychoses collectives ; nous voulons parler de la nostalgie. Il s'agit en effet d'un trouble psychique contagieux procédant par véritables épidémies chez les soldats d'une même région. Desgenettes avait déjà observé ce fait pour les Bas-Bretons des armées des Alpes et de la Moselle en l'an II et en l'an VIII.

Pendant la guerre de 1870-1871, les cas furent si fréquents que l'Académie de Médecine eut son attention attirée sur ce point et fonda, pour le meilleur ouvrage sur la question, un prix qui fut partagé entre Benoist de la Grandière, médecin de la marine, et Haspel, médecin militaire. — La nostalgie paraît moins fréquente aujourd'hui qu'autrefois. Elle atteint surtout les illettrés, les paysans, les montagnards. Delasiauve l'appelait « folie partielle morale ». Pour Antheaume, elle a comme fondement une obsession déprimante se greffant sur un fond général de débilité mentale. Les malades n'ont pas d'idées délirantes, restent conscients et seraient à différencier des confus et des mélancoliques avec dépression (Naville).

---

[1] Cité par Chantala, *loc. cit.*

§ II. — PSYCHOSES AIGUES

a) Psychoses toxiques.

1° Intoxications exogènes. — a) *Alcoolisme.* — L'intoxication externe de beaucoup la plus fréquente en temps de guerre, comme aussi la plus facile à étudier, est l'intoxication alcoolique. Ermakow qui soigna, en Mandchourie, 257 militaires russes atteints de troubles psychiques nous apprend que sur ce nombre 113 avouèrent un abus de boisson, soit 45 pour 100 ; chez 17 autres, il y avait probabilité d'alcoolisme, soit 7 pour 100 ; 30 ont paru indemnes d'intoxication alcoolique ; pour le reste, on n'a pu obtenir de renseignements suffisants.

C'est surtout dans les expéditions coloniales qu'on a constaté l'action funeste de l'alcool, soit qu'on en fasse un plus grand abus, soit que les climats chauds rendent plus dangereuse l'ingestion de ce toxique, et, de fait, Fiebig [1] a montré qu'aux colonies les insolations étaient beaucoup plus rares dans les troupes auxquelles on interdit l'alcool. Gauzy, dans sa thèse, signale cette influence prépondérante de l'alcoolisme dans les troubles mentaux des militaires des armées de mer.

Son rôle apparaît aussi (à côté de bien d'autres facteurs) dans cette variété de psychose, connue dans nos troupes d'Afrique sous le nom de « saharite », de « soudanite », de « cafard », qui se manifeste essentiellement par des troubles digestifs, de la céphalée,

[1] Cité par Naville.

des idées de persécution, des réactions impulsives violentes, et qui frappe les alcooliques, les dégénérés, les
prédisposés de toute sorte, bien avant les hommes de
mentalité normale.

Chez les trois quarts environ des malades observés
par Ermakow, l'abus de l'alcool datait de longtemps
avant la guerre ; pour un quart seulement les abus se
rattachaient à la campagne.

Les formes observées furent assez variables : delirium
tremens, épilepsie alcoolique, délire paranoïque, quelques cas peu nombreux de psychose polynévritique de
Korsakoff. Les hallucinations auditives et visuelles, à
caractère terrifiant, étaient très fréquentes, comme
dans les délires toxiques en général où la prédominance des phénomènes sensitivo-sensoriels est la règle.

Nous signalerons l'aspect clinique assez curieux
dû à l'intoxication par l'eau-de-vie chinoise appelée
hanschin ou khanchan, qui avait été déjà noté chez nos
soldats du corps expéditionnaire de Chine (1900-1901),
par Jacquemin et Bouras. Cette intoxication extraordi-
nairement rapide et lourde se caractérise par de la
raideur de la nuque et des muscles des membres,
obnubilation intellectuelle avec excitation et cris, irré-
gularité des réflexes, tremblement fibrillaire des doigts
et de la langue, rétrécissement pupillaire. Ces atteintes
morbides avec délire impulsif, étiquetées dans certains
cas : méningite ou typhus, disparurent promptement
du corps expéditionnaire lorsqu'on eut interdit aux
indigènes de vendre de l'alcool à nos soldats.

Pendant la campagne du Maroc, bon nombre de
soldats, évacués pour troubles mentaux, étaient atteints

de psychoses alcooliques. A titre d'exemple, nous rapporterons les deux observations suivantes recueillies à l'hôpital militaire d'Oran [1].

OBSERVATION V

Spahi, H..., vingt ans.

Entré, le 21 mars 1909, à l'hôpital de Ber-Rechid pour rhumatisme articulaire, y présente, au bout de quelques jours, de l'agitation et du délire.

Évacué sur Oran le 8 avril.

Antécédents chargés. — Père alcoolique, condamné pour vol. Oncle alcoolique, à moralité douteuse. Personnellement, se grise avec de l'absinthe et de l'anisette; fume l'opium. Pas de maladie infectieuse, pas de syphilis.

Habitus extérieur sombre, regard inquiet, fuyant; évite la compagnie de ses camarades. Très agité, la nuit se barricade dans son cabanon. Hallucinations auditives; se met de la laine de matelas dans les oreilles et son turban enroulé par-dessus pour ne plus rien entendre; inquiet d'entendre le médecin parler allemand avec les légionnaires; scrute les baignoires renversées. Présente brusquement une phase d'agitation extrême, déchire ses vêtements, interpelle des êtres imaginaires, souille sa cellule, se livre à la masturbation, puis retombe dans une phase dépressive avec crise de larmes.

Évacué sur Marseille le 14 mai 1909.

OBSERVATION VI

Légionnaire, Le B... Entré à l'hôpital d'Oran le 17 octobre 1909, à la suite d'un vol commis dans des circonstances suspectes.

Hérédité chargée. — Grand-père maternel s'est suicidé.

---

[1] Dues à l'obligeance de M. le médecin-major de première classe Marolte.

Père ivrogne invétéré. Oncle interné ; sœur morte tuberculeuse, après avoir été enfermée aux Repenties pour escroquerie commise à quatorze ans.

Lui-même, voleur à douze ans ; mis en maison de correction. Condamné pour tapage nocturne et ivresse. Soldat au 162ᵉ d'infanterie, puis caporal, est cassé pour intempérance, s'engage à la Légion, y encourt 1.262 jours de punition, dont 32 punitions pour ivresse. Est envoyé au Maroc ; s'y bat comme un lion. Est l'objet d'un ordre du jour, pour « avoir, sous le feu des balles, dans un moment très critique, porté seul à l'ambulance un camarade grièvement blessé » (combat de Dar-Koubat). Cité une deuxième fois, après le combat de Taddert ; puis, un beau matin, rentrant de reconnaissance, s'enivre avec du tafia, fait du scandale, passe en conseil de guerre, est acquitté. Rentré en Algérie, ne tarde pas à commettre faute sur faute, puis le délit qui l'envoie devant le conseil de guerre d'Oran.

Homme de constitution moyenne. Aucun trouble circulatoire ou respiratoire. Pouls dur mais régulier. Digestions lentes. Appétit capricieux, foie douloureux spontanément et à la pression. Oscillation des doigts à petites amplitudes, hyperesthésie cutanée, réflectivité exagérée ; pas d'inégalité pupillaire. Sommeil troublé par des cauchemars. Insensibilité psychique, affectivité nulle. Aucune suite dans les idées ; troubles de la mémoire.

Ainsi, dans ces deux observations, nous relevons les habitudes alcooliques du sujet antérieurement à la campagne et une hérédité chargée, mais la gravité des manifestations psychiques n'est pas la même dans les deux cas. Autokratow qui signale le nombre élevé des troubles mentaux dus à l'alcoolisme pendant la guerre russo-japonaise explique par les fatigues continuelles et l'épuisement du système nerveux, la diminution de résistance de l'organisme vis-à-vis de l'intoxication.

En ce qui concerne les psychoses alcooliques en campagne, on peut admettre les conclusions de cet auteur qui sont les suivantes :

1° Comme fréquence, plus de 5o pour 100 des malades atteints d'une façon générale de troubles psychiques ont abusé des boissons alcooliques ;

2° La guerre elle-même ne produit pas beaucoup d'alcooliques : la majorité de ceux-ci arrivent tels de chez eux, et présentent dans le plus grand nombre des cas une hérédité défavorable ;

3° Les hallucinations d'origine alcoolique ne sont pas toujours en rapport avec les événements de la guerre.

b) *Gaz toxiques.* — Une forme d'intoxication qu'on ne s'attendrait pas à voir signalée dans les armées en campagne, et qui détermine des troubles nerveux et psychiques aujourd'hui bien connus, est l'intoxication par l'oxyde de carbone. En réalité, il s'agit d'une intoxication mixte dans laquelle CO joue le rôle principal, mais où l'on peut retrouver l'action de certains carbures d'hydrogène et du bioxyde d'azote. Ces accidents ont été surtout observés dans les troupes du génie, au cours des opérations de mines de guerre. Leur étude est déjà ancienne ; on pourra consulter à ce sujet les travaux de Rinet, Rigal, Favier, Nimier et Laval ; en Allemagne, ceux de Rawitz, Eulenberg, Scheidemann Poleck.

La « maladie de la guerre de mines » présente des symptômes qui vont, depuis la simple obnubilation intellectuelle, jusqu'à la stupeur. On a vu des malades qui grimaçaient, chantaient comme des hommes ivres ; d'autres en proie à un abattement et à une angoisse profonde qui se manifestaient par un extérieur affaissé et par des pleurs. Le plus souvent, les malades sont irascibles, présentent de l'hyperesthésie cutanée, des convulsions toniques et cloniques, du spasme de la glotte, des troubles sphinctériens, des modifications du rythme respiratoire et circulatoire. Les cas graves se terminent par la mort qui peut, quelquefois, être instantanée ; dans ces cas-là, on a pu déceler dans le sang par le spectroscope une quantité considérable d'oxyde de carbone.

Dès 1873, le Gouvernement prussien avait envoyé une commission aux exercices de mines de Graudenz, dans le but d'éclaircir l'étiologie de cette affection et d'en indiquer la prophylaxie et le traitement. Par un hasard étonnant, cette commission put, dès son arrivée à Graudenz, établir ses observations, du fait d'une catastrophe survenue le 8 août 1873 (80 cas et 7 décès).

Nous n'avons pas à entrer dans la technique de l'attaque d'une place forte. Il suffit de savoir que les gaz dégagés par la déflagration des explosifs dans l'air déjà pauvre des galeries de mines provoquent les accidents dont nous parlons. Du reste, les anciennes poudres riches en charbon dégageaient une plus grande quantité d'oxyde de carbone que les explosifs récents. Enfin, il n'est pas douteux que dans l'étiologie de ces accidents la commotion ne doive entrer en ligne de compte, comme nous l'avons montré au chapitre précédent.

c) *Béri-béri*. — Cette affection est une polynévrite, due, pour les uns, à une intoxication alimentaire (riz avarié), pour d'autres, à une toxi-infection, et accompagnée de troubles cardio-respiratoires qui, rares et peu accusés dans la plupart des polynévrites, occupent dans celle-ci une place de premier plan. Le béri-béri ou kakke des Japonais a été souvent observé pendant la guerre russo-japonaise. Il sévit dans nos colonies d'Extrême-Orient. Les troubles psychiques du béri-béri qu'il faut, vraisemblablement, rapprocher de ceux de la maladie de Korsakoff n'ont pas donné lieu, jusqu'ici, à un grand nombre de travaux. Cependant, sur les 211 aliénés observés par Araky, à l'hôpital de campagne d'Hiroschima, nous relevons le chiffre non négligeable de 12 cas de « kakke-psychose ».

Sur les 12 cas analysés par cet auteur, 4 présentaient de la stupeur, 6 de la dépression, 1 de l'agitation, 1 de l' « exaltation ».

Dans la forme avec stupeur, les associations d'idées sont très ralenties, les mouvements paresseux. Le malade ne parle pas, répond mal aux questions ; il est sans énergie, présente de l'amnésie et est incapable de poursuivre une idée. L'empreinte de cet état mental n'est pas la tristesse, mais une indifférence profonde. Araky désigne cette forme sous le nom de « kakke-stupor ».

Dans les 10 observations de « kakke-dépression », ou forme mélancolique, ce qui domine c'est un état dépressif avec phénomènes anxieux. Le malade est triste, abattu, silencieux, pleure facilement. Le cours des idées est également ralenti.

Enfin, il cite un cas de « kakke -agitation » et de « kakke-exaltation » présentant l'aspect de la manie aiguë.

Les observations d'Araky tendraient donc à confirmer l'opinion de Siemerling (Lehrbuch der Psychiatrie), pour lequel dans le béri-béri les états de stupeur sont plus fréquents que les phénomènes maniaques et les troubles hallucinatoires.

Telles sont les principales intoxications d'origine externe, bien déterminées, susceptibles de créer des troubles mentaux chez les soldats. Il peut en exister d'autres. Elles peuvent aussi se combiner à d'autres états morbides. Nous avons voulu signaler seulement celles que pourra rencontrer le plus fréquemment le médecin militaire dans les troupes en campagne.

2° INTOXICATIONS ENDOGÈNES. — Les intoxications d'origine interne (fatigue, surmenage, insuffisances glandulaires, etc.) arrivent à déterminer des troubles mentaux d'autant plus facilement que le sujet est prédisposé. Il en est des syndromes mentaux comme des syndromes organiques. On fait de la mélancolie ou de la confusion comme on fait de l'ictère ou de l'urémie, suivant l'état de moindre résistance de l'organe intéressé. La cellule cérébrale n'échappe pas à l'action des toxines venues des différents points de l'organisme par excès de production ou par défaut d'élimination.

La fatigue, le surmenage amènent surtout cette intoxication d'origine interne. Nous n'avons pas à traiter ici, la pathologie de la fatigue, mais il convient de signaler le grand nombre de ces phénomènes morbides

que les aliénistes de la dernière guerre russo-japonaise
ont désigné sous le nom de « psychoses d'épuisement».
Cet état d'épuisement, plus ou moins accompagné de
réactions psychiques, est presque de règle à la fin
d'une pénible campagne. Wladyczko, médecin de
l'asile d'aliénés de Port-Arthur, pendant le siège,
nous décrit ainsi l'état mental des assiégés : « Le siège
prolongé imposa, dans les derniers mois, un cachet
spécial *à tous les défenseurs* de la forteresse. On
remarquait, tout d'abord, un grand abattement moral,
une irritabilité maladive. Tous avaient le caractère
aigri et acariâtre. Le plus grand nombre étaient neurasthéniques. La plupart ressentaient de l'apathie au
travail et, pendant les derniers mois, une indifférence
complète à ce qui se passait autour d'eux. Même l'issue
du siège leur était indifférente. « Le dénouement nous
importe peu, disaient-ils, pourvu que cela finisse, car
nous n'y tenons plus. » Ainsi parlaient beaucoup de
ceux à qui était cher l'honneur de la Russie, mais qui
ne pouvaient plus supporter la situation présente. Une
tension nerveuse, si longtemps prolongée, provoquait
un extrême épuisement du système nerveux *n'arrivant
pas jusqu'à la psychose*, mais causant au plus grand
nombre une *neurasthénie aiguë*. »

Nous notons le même état moral observé par Sarazin
à la fin du siège de Paris : « L'observation est un instinct
chez le médecin : je cherche à me rendre compte de
l'état psychologique de tous ceux qui m'entourent. Si
je commence par m'étudier moi-même, je constate
avec étonnement que je suis arrivé à l'indifférence...,
je me laisse aller aux événements avec une patience

apathique, et j'accepte mon malheur comme je me suis fait à l'idée du malheur de ma patrie... Je ne suis plus moi-même, le grand ressort est cassé. L'homme, évidemment, ne peut disposer que d'une certaine somme d'énergie : quand il l'a dépensée, il lui faut du temps pour la refaire ».

On ne s'étonnera pas de voir les états mélancoliques constituer à une très grande majorité ces « psychoses d'épuisement. » Tantôt il s'agit de mélancolie bien accentuée avec troubles de nutrition, œdèmes, etc., et des idées délirantes qui, suivant que la réaction personnelle du malade en fait un actif ou ou passif, s'accompagnent d'accès de fureur ou de tentatives de suicide ; tantôt on observe des états moins accentués, qui ne vont pas au delà de la « préface neurasthénique » suivant l'expression du professeur Pierret ; tantôt il s'agit de confusion mentale à forme asthénique, d'une durée variant de quelques jours à quelques semaines. On passe aisément de l'un à l'autre de ces états par une infinité de formes de transition.

Nous savons, d'après les auteurs allemands (Sommer, Nasse) et les auteurs russes pendant la dernière guerre (Soukhanoff, Chaïkévitch, Ozéretzkovsky), que ces psychoses à caractère dépressif constituent en campagne la forme nosologique le plus fréquemment rencontrée. Quant à la pathogénie de ces états neurasthéniques plus ou moins graves, on la connaît bien aujourd'hui. M. Jean Lépine[1], en particulier, a montré qu'elle comprend de nombreux éléments diversement

---

[1] Congrès de Médecine, Genève, 1908. An. in *Province Médicale*, n° 36, 1908.

combinés entre eux. Le rôle essentiel est tenu par le surmenage qui agit non seulement en consommant les réserves, mais aussi en modifiant le chimisme des cellules et en rendant celles-ci moins aptes à produire de l'énergie. Cette fonction de l'énergie doit en effet être considérée comme un résultat de la nutrition de l'organisme tout entier. La fatigue laisse des déchets qui entravent ces réactions énergétiques.

« Les intoxications, surtout auto-intoxications, ont une large part de responsabilité dans un grand nombre d'états neurasthéniques » (J. Lépine). On doit faire entrer ici en ligne les troubles des sécrétions internes, l'insuffisance des émonctoires. « Les troubles organiques susceptibles de provoquer un état neurasthénique sont presque toujours polyglandulaires et polyviscéraux. Ce sont, avant tout, des modifications de la nutrition générale. » Enfin il faut tenir compte des tares héréditaires et des faiblesses du système nerveux constitutionnelles ou acquises.

D'après un rapport officiel sur l'état sanitaire de l'armée allemande en 1870-1871, il y aurait eu dans cette armée 3o pour 100 de psychoses directement imputables aux fatigues et au surmenage de la campagne, et que les auteurs russes ont retrouvées plus tard et décrites sous le nom de « psychoses d'épuisement ».

Les deux observations suivantes donnent une idée assez nette du tableau clinique dans les formes graves.

Observation VII. — Jolly

Mélancolie anxieuse. — Idées de persécution.

Obs. 3[1]. — Z..., vingt-huit ans, marié. Profession : maçon. Soldat au 1er bataillon de chasseurs bavarois. Entré à la section d'aliénés le 12 janvier 1871. Le malade, qui n'est pas un prédisposé psychique, n'a jamais eu de maladie grave. A fait la campagne de 1866 sans blessure et sans maladie. Son départ du foyer lui a été très pénible.

Il alla deux fois au feu à Sedan ; puis son bataillon marche sur Paris, pendant une période de pluies et de froid. Z... se sentit épuisé après ces marches. Traité pour bronchite à Épernay, à l'ambulance Moët et Chandon.

Le 16 novembre, présente des hallucinations auditives, et fait un délire de persécution. Il entend dire qu'on veut le décapiter ou le châtrer, s'il mange une nourriture qu'il n'a pas gagnée. L'alimentation devient par suite très difficile. Le malade est amaigri, dort mal, ses nuits sont troublées par des hallucinations. Traité par l'opium, la quinine, la glace.

L'état s'améliore avec le retour du sommeil et une meilleure alimentation. Les hallucinations disparaissent, et le malade reconnaît l'absurdité de ses idées délirantes. Il est renvoyé dans son pays par train sanitaire.

Vers le troisième jour du voyage, dans un wagon très froid, les hallucinations reparaissent. Le malade croit entendre ses compagnons de voyage l'injurier, dire qu'ils veulent le tuer, et, pour avoir la vie sauve, il leur distribue tout son argent.

A son entrée au « Juliusspital », malade en état d'agitation anxieuse, se met à pleurer bruyamment, se laisse déshabiller et mettre au lit. Chaque bruit et chaque geste l'épouvantent ; il croit être en prison et aller à la mort. Ses

---

[1] Klinische Mittheilungen über einige in Folge des Feldzuges 1870-1871 entstandene Psychose *(Archiv für Psychiatrie*, Bd. III).

souvenirs concernant la bataille de Sedan et la période ulté-
rieure sont tout à fait confus. Il ne sait plus le nom des lieux
ni les dates.

A l'examen somatique, sujet de haute stature, bien con-
formé, musculature fortement développée. Teinte anémique
des muqueuses. Les pupilles réagissent normalement.
Tremblement des mains. Léger œdème des jambes. Rien
d'anormal dans les organes thoraciques et abdominaux.

Urines : légère quantité d'albumine.

Amélioration lente mais progressive. Sort guéri le 28 février 1871.

OBSERVATION VIII. — ARAKY

Mélancolie. — Idées d'indignité.

Obs. 3 [1]. — Vingt-trois ans. Pionnier.

Arrivé au service le 22 septembre 1904. Entré en campagne le 26 décembre. Au siège de Moukden, avait été
choisi, sur sa demande, comme l'un des plus braves, pour
lancer des grenades à main sur les positions ennemies,
manœuvre périlleuse, qui fut souvent exécutée, notamment
à Port-Arthur. Il accomplit sa mission avec succès, ce qui
lui valut des éloges. Après Moukden, il fut employé à la
construction d'un pont, puis, à partir du 4 mai, à celle
d'une route, et fut soumis à de grandes fatigues.

Depuis le 8 juillet environ, il présentait de l'insomnie,
de la dépression. Dit qu'il est « un grand criminel ». La
dépression persiste environ jusqu'au 20 juillet. A ce mo-
ment-là, il se remet à travailler malgré une chaleur ardente
ou des pluies torrentielles avec une telle impétuosité que
survient une fatigue physique et psychique considérable.

Vers le 28 août, reparaissent les troubles psychiques.
Insomnie, affaiblissement de la mémoire, dépression. Répète
qu'il est un grand criminel, qu'il sera traduit en conseil de

[1] *Observations sur les maladies psychiques et nerveuses au cours de
la guerre russo-japonaise 1904-1905.*

guerre et puni de mort. Le malade a des idées délirantes
d'indignité, qu'il manifeste en se nourrissant de riz non cuit
et de mets sans aucune préparation.

A l'examen, le 31 août, la physionomie a une expression
anxieuse. Les associations d'idées sont ralenties, affaiblissement de la mémoire, réponses traînantes. Il dit ne pas
être malade, mais s'accuse seulement d'être un grand criminel. Malade très anxieux, très agité, avec un tremblement généralisé; il regarde le ciel en soupirant et en
joignant les mains. Se plaint d'avoir la tête lourde et de
ressentir une douleur au vertex. Parle à voix basse, répond
mal aux questions et demande continuellement pardon.

Évacué sur l'arrière et admis à l'hôpital de Hiroschima
le 18 septembre.

On a pu observer aussi comme relevant de la même
étiologie des cas de manie ou de psychose maniaque-
dépressive, mais avec une moindre fréquence. D'ailleurs nous savons qu'il ne faut pas attacher une importance extrême à la forme même du délire, essentiellement conditionnée par le caractère antérieur du sujet.

Une variété peut-être moins intéressante a été décrite
par les aliénistes de la dernière guerre russo-japonaise
sous le nom de « folie hallucinatoire » « halluzinato-
risches Irresein », parce que les hallucinations y constituent le phénomène morbide le plus important. Etant
donné ce que l'on sait de l'influence des états toxiques
dans la production des hallucinations, depuis les
formes les plus rudimentaires telles que l'onirisme
anxieux des fébricitants jusqu'aux hallucinations les
mieux caractérisées, nous hésitons à revendiquer pour
ce groupe une autonomie clinique. Il nous paraîtrait

plus conforme à la réalité de les attribuer à une intoxication gastro-intestinale, hépatique, rénale, etc., passée inaperçue, si tant est qu'il ne s'agisse pas encore là de psychoses alcooliques.

Quoi qu'il en soit, l'observation suivante nous montre un de ces cas où les hallucinations constituent tout le tableau clinique.

Observation IX

Légionnaire, B..., né en 1886, à Castel (Allemagne).

Aucun antécédent héréditaire ou personnel.

Début subit à la suite du combat de Ber-Rechid (campagne du Maroc, janvier 1908). Détails inconnus.

Hallucinations de l'ouïe. Le malade croit entendre des voix qui sont tantôt celles des saints, tantôt celles du diable. Il tombe aussitôt en extase et reste en prières, immobile des heures entières, les yeux au ciel, lorsqu'il entend les premières, ou, au contraire, manifeste une vive terreur, et s'arme de tout ce qui lui tombe sous la main pour se défendre quand il s'agit des secondes.

Bonne santé physique. Aucune lésion de l'oreille. Diverses fonctions normales. Sommeil presque nul.

Évacué sur l'asile Saint-Pierre, à Marseille, le 23 avril 1908.

b) Psychoses infectieuses.

D'après les statistiques publiées par le ministère de la guerre allemand, après la campagne de 1870-1871, les psychoses consécutives à des infections aiguës s'élèveraient à 20 pour 100 du total des maladies mentales en temps de guerre. Araky donne le chiffre à peu près équivalent de 19 pour 100 pendant la guerre de Mandchourie.

Dans l'une et l'autre statistique, les psychoses post-typhiques tiennent la première place et correspondent environ à la moitié du chiffre total. Autokratow trouve la même proportion. Viennent ensuite, d'après leur importance décroissante comme cause étiologique : la grippe, la pneumonie, la dysenterie, la méningite cérébro spinale épidémique, le paludisme.

Pendant la guerre russo-japonaise, les cas furent surtout fréquents durant les mois de juillet, août, septembre et octobre, augmentation qui était parallèle à celle du chiffre des cas de fièvre typhoïde.

Au point de vue clinique, ces psychoses post-infectieuses s'accompagnaient souvent de polynévrites et rappelaient par leur évolution la maladie de Korsakoff. Dans un très grand nombre de cas on observait des hallucinations qui devenaient facilement le point de départ d'idées délirantes de persécution, de culpabilité, etc. La plupart des formes étaient des états ashté-niques, avec conservation de l'intelligence et de la mémoire, mais avec ralentissement du cours des idées. Les formes avec catatonie n'étaient point rares, les malades restaient parfois des semaines dans la même attitude, acceptant la nourriture qu'on leur présentait mais sans faire un seul mouvement spontané.

Le délire, généralement assez pauvre, ne se ressentait point fatalement des événements de la guerre (Rybakoff[1]).

Des observations de psychoses post-typhiques nous ont été communiquées par M. le médecin-major Uzac.

[1] An. in *Rev. neurologique*, p. 125, 1905.

Elles concernent des soldats qui avaient pris part à
l'expédition du Haut-Guir, en 1908, et qui furent
traités à l'ambulance de Bou-Denib. Elles concordent
bien avec ce que nous venons d'avancer, d'après les
auteurs étrangers, comme on peut s'en rendre compte
par les trois exemples suivants :

OBSERVATION X

N..., 2ᵉ étranger.

Fièvre typhoïde grave, ataxo-adynamique, compliquée
de broncho-pneumonie.

Etat subconscient pendant la plus grande partie de la
maladie.

Vers le quatrième jour de l'apyrexie, l'intelligence
semble se réveiller, mais, bientôt après, un changement se
produit. Le malade devient taciturne, ne répond que
lorsqu'on insiste beaucoup aux questions qui lui sont
posées, et seulement par monosyllabes. Il pleure facilement,
et refuse de reconnaître ses camarades qui viennent le voir.
On est obligé d'insister pour le faire manger.

Le malade n'a pas d'hallucinations. Pas de trouble des
réflexes ni de la sensibilité. Cet état de dépression mélancolique se dissipe progressivement au bout d'un mois.

OBSERVATION XI

R..., artilleur.

Fièvre typhoïde assez grave sans complication. Au
moment de l'apyrexie, vers le trentième jour, le malade
tombe dans un état de dépression intellectuelle avec idées
mélancoliques. Il prend un facies hébété, ne bougeant pas,
fixant toujours le même point. Il refuse de répondre aux
questions qui lui sont posées, se bornant à répéter avec une
insistance d'automate, quand il sort de son mutisme : « Je
suis mort, je suis mort. » Il a des hallucinations vigiles de

l'ouïe, croit entendre son père qui vient le chercher, et dont un jour il annonce la venue. Il refuse les aliments, et la difficulté qu'on éprouve à le nourrir a, un instant, compromis sa convalescence.

Pas de troubles de la sensibilité. Au bout d'un mois, guérison.

Observation XII

P..., 2ᵉ étranger, caporal.

Fièvre typhoïde grave, ataxo-adynamique. Cet homme était considéré avant sa maladie comme un excité. Au cours de la convalescence, il a des idées de persécution, accusant ses camarades de le troubler dans son lit et de lui voler ses couvertures et ses aliments. Le malade a des hallucinations visuelles ; des personnes ou des animaux viennent l'exciter ; il crie pour les chasser. Il entre en fureur, ou se confine dans un mutisme absolu, lorsqu'on cherche à lui montrer la fausseté de ses affirmations. Pas de troubles des réflexes ni de la sensibilité. Au bout de deux mois, amélioration. Le malade évacué sur l'arrière a pu ultérieurement reprendre son service.

Nous avons insisté sur les psychoses post-typhiques, ce sont en effet les plus fréquentes, mais il n'est pas exceptionnel d'en observer à la suite des diverses autres infections (pneumonie, grippe, dysenterie, etc.). Les formes le plus souvent signalées sont la mélancolie et les états neurasthéniques plus ou moins graves. On en trouvera des observations dans le rapport déjà cité de Araky.

c) Psychoses traumatiques.

Les chiffres publiés par les auteurs sur la fréquence des psychoses traumatiques en temps de guerre ne sont pas concordants. Tandis que Dietz donne une proportion de 3o pour 1oo, Stier indique seulement 13 pour 1oo, et d'après les chiffres donnés par Araky, on n'arrive pas à 5 pour 1oo. La variabilité de ces données numériques pourrait s'expliquer par ce fait que les blessés graves présentant des troubles psychiques et nerveux sont maintenus dans les services de chirurgie où les auteurs de statistiques ne sont pas tous allés les chercher. Beaucoup de troubles psychiques de cette origine ont été décrits par des chirurgiens.

Cette catégorie de phénomènes semble avoir particulièrement attiré l'attention des anciens auteurs. Nous en trouvons des preuves dans Larrey, témoin le passage suivant emprunté à ses *Mémoires de Chirurgie militaire* : « Le deuxième, frappé au genou... éprouvait déjà des angoisses pénibles, des douleurs vives dans le membre blessé et il était dans un état d'aberration mentale... Ce grenadier fut opéré presque tout de suite après le coup. La douleur locale fut dissipée, les angoisses s'apaisèrent, cependant le pouls restait petit et misérable, des rêves sinistres troublaient le sommeil, et l'individu était dans un état permanent d'inquiétude. »

« ... Un fusilier-grenadier nommé George, d'une belle et forte constitution reçut un boulet à la fin de sa course. Il fut renversé sur le coup et le projectile n'ayant laissé d'abord aucune trace extérieure de son contact immédiat, tous les camarades de ce soldat, ainsi que plusieurs chirurgiens qui l'avaient vu rester sur la place sans connaissance et sans proférer une parole, crurent qu'il avait été tué par l'air du boulet,

qu'on vit en effet tomber à une certaine distance...
Après une syncope générale ou une mort instantanée
de plusieurs minutes, le blessé s'est trouvé dans l'impossibilité de proférer une seule parole et d'articuler
le moindre son... Le mutisme est devenu complet. »

« Un deuxième grenadier à cheval, qui avait été
également effleuré par un boulet que l'on avait vu
tomber à ses pieds sans qu'il en perdit l'équilibre, fut
tout à coup privé de la voix et de la parole, et il est
resté complètement muet.

« Tous les secours de l'art sont devenus insuffisants
chez ces deux militaires et ils ont été jugés dans le cas
de l'invalidité absolue. »

On trouvera dans les auteurs modernes des observations de psychoses traumatiques. Comme nous le
disions plus haut, les chirurgiens en ont publié un
certain nombre. C'est ainsi que Nimier dans son étude
sur « la Guerre au Tonkin et à Formose[1] » cite le fait
suivant (obs. 89) : Un blessé à la suite d'un coup de feu
de la face, présente un violent délire et des hallucinations visuelles (combats avec les Chinois) qui néces-
sitent la camisole de force. Après cessation de la fièvre,
les hallucinations persistent. Le malade voyait des
Chinois qui, embusqués derrière les piliers de la salle,
le couchaient en joue.

Nimier conclut : « Ce délire spécial que j'ai été à
même de constater chez L..., je l'avais observé les mois
précédents chez bon nombre de militaires que j'avais
eu à traiter dans mon ambulance de Chu, soit comme

---

[1] *Arch. de médecine et de pharm. militaire*, XIII, p. 67, 1889,

blessés, soit surtout comme atteints de fièvre tellu-
rique. La tension d'esprit qui résultait pour les hommes du voisinage de l'ennemi, l'excitation provoquée
par la lutte, et chez les blessés, leurs blessures elles-
mêmes expliquent suffisamment la nature des troubles
de l'idéation. »

Enfin, ne serait-on pas en droit d'assimiler à un véritable traumatisme ces violentes émotions comme
peuvent en faire naître les événements de la guerre et
pour lesquelles le mot de traumatisme moral n'est pas
une vaine image. Ainsi le cas suivant rapporté par
Wladyczko : Quand (le 31 mars 1904) le *Petropawlosk*
fut englouti en moins de deux minutes, laissant seulement quelques épaves auxquelles se cramponnaient un
petit nombre de survivants, un officier d'artillerie, qui
observait l'escadre d'un fort du littoral, étendit soudain
les bras comme pour empêcher le navire de sombrer et
s'élança précipitamment au pied de la colline. Pendant
deux semaines il souffrit d'une confusion mentale
aiguë.

Tel encore le cas dont on trouvera l'observation
détaillée dans les annales médico-psychologiques[1]. Il
s'agissait d'un officier d'infanterie M. D..., qui, se
trouvant sous la tente avec cinq de ses camarades, vit
l'un d'entre eux, atteint d'insolation grave avec délire,
s'ouvrir soudain le ventre et en extraire ses entrailles
en disant : « Je suis innocent. » Frappé de cet événement tragique, D... devint sombre et tomba rapidement dans un état mélancolique avec idées d'indignité

---

[1] *An. méd. psych.*, 1875. Hospital, Souvenirs rétrospectifs de 1871.

et de persécution, entrecoupé d'accès maniaques pour lequel il dut être interné.

§ III. — PSYCHOSES CHRONIQUES

Nous passerons en revue dans ce groupe les psychoses chroniques qui ont été signalées dans les armées en campagne, et qui sont, par ordre de fréquence décroissante : la paralysie générale, la démence précoce et les délires systématisés chroniques.

a) *Paralysie générale.* — A son stade primaire, la paralysie générale se traduit par des manifestations qui laissent le diagnostic encore en suspens, amenant le malade dans des hôpitaux de maladies générales. Affection à évolution lente, c'est plutôt, suivant la remarque de Naville, la psychose des « anciens soldats des guerres ». — Nous avons déjà signalé l'observation détaillée d'un officier de l'armée d'Italie, publiée par Aubanel, en 1849, dans les *Annales médico-psychologiques*. Il s'agit manifestement dans ce cas de paralysie générale, et c'est bien parce que le travail date de 1849 que ce diagnostic n'est pas porté. Schwaab, Nasse, Hüppert, qui en ont observé des cas pendant la campagne de 1870-1871, nous apprennent que l'apparition de la démence avait lieu dans un délai variant jusqu'à cinq années après la guerre. Mais le début des troubles psychiques et organiques avait pu être remarqué dès le retour de la guerre.

En ce qui concerne la fréquence, Autokratow, médecin de l'hôpital central psychiatrique de Kharbine, note, sur 174 entrées d'officiers, 23 cas de paralysie générale, soit 13,2 pour 100, et, sur 55 rentrées d'hommes de troupe, 25 cas seulement, soit 4,5 pour 100. D'après le même auteur, l'influence des fatigues de la campagne précipite la marche de l'affection. Il aurait observé chez deux officiers une paralysie générale à forme galopante. L'un mourut au bout d'un mois, l'autre fut évacué amélioré en Russie.

La proportion donnée par Araky est plus faible, puisque, sur un ensemble de 211 malades psychiques qu'il put suivre à l'hôpital de Hiroschima, il indique seulement 9 cas de paralysie générale. Au cours de la guerre hispano-américaine, Richard son, sur 297 cas de troubles mentaux, a trouvé 8 cas de paralysie générale.

Une erreur souvent commise, d'après Régis[1], bien qu'elle paraisse de prime abord assez grossière, consiste à confondre avec la paralysie générale des phénomènes d'insolation grave, comme on en observe dans les pays chauds, qui s'accompagnent de tremblement de la langue, d'embarras de la parole, d'anomalies pupillaires, d'altération des réflexes, de troubles sphinctériens. Au point de vue psychique, on peut avoir soit de l'excitation, soit de la somnolence. Mais l'évolution est bien différente ; après un certain temps, les signes physiques disparaissent, et le malade guérit psychiquement.

b) *Démence précoce.* — On trouve peu de renseignements sur la fréquence de la démence précoce, ce qui tient vraisemblablement aux opinions différentes des auteurs sur la nature de cette affection, au caractère

---

[1] Insolation et psychose, *Caducée*, n° 9, 1901. Jacubasch « Der Hirtzschlag » *(Deutsch. milit. Zeitschr.*, n° 9, 1873).

souvent insidieux de son évolution, et au peu de netteté des symptômes de la période initiale.

Il faudrait revoir minutieusement toutes les observations publiées par les auteurs sous la rubrique « mélancolie, mélancolie avec stupeur, manie, obtusion mentale, catalepsie, etc. ». Beaucoup d'entre elles pourraient être rangées dans le groupe de la démence précoce « psychose pubérale et infectieuse, cliniquement définie ». C'est en particulier l'opinion de Kagi (th. de Bordeaux, 1905) qui veut voir dans le plus grand nombre des cas rapportés par Lunier[1] les symptômes de la démence précoce plus ou moins confirmée.

c) *Délires systématisés*. — Les vrais délirants chroniques sont très peu nombreux, si l'on fait abstraction des dégénérés, héréditaires, alcooliques, etc.

Aussi trouve-t-on un nombre fort restreint de cas de paranoïa dans les armées en campagne. Autokratow n'en signale aucun cas chez les soldats. Chez les officiers, la proportion n'atteindrait pas 2 pour 100 du nombre total des autres formes de psychoses.

D'après les chiffres donnés par Araky, pour l'armée japonaise on obtient 2,37 pour 100.

Signalons comme point de comparaison que dans la pratique civile la proportion des délires systématisés chroniques par rapport à tous les autres cas d'aliénation mentale est d'environ 0,5 pour 100, d'après les chiffres recueillis en cinq ans à l'Asile Sainte-Anne (Maurer, th. Paris 1904).

---

[1] Lunier, Influence des événements de 1870-71 sur le mouvement de l'aliénation mentale en France *(Ann. méd. psych.*, 1872-74).

§ IV. — ÉPILEPSIE. — HYSTÉRIE

a) *Épilepsie*. — On est frappé, en parcourant les statistiques, du grand nombre de cas d'épilepsie qu'elles accusent. La presque totalité de ces cas concerne les hommes de troupe ; elle est très rare chez les officiers. C'est ainsi qu'à l'hôpital psychiatrique de Kharbine, du 15 décembre 1904 au 1er août 1905, on note 143 entrées pour épilepsie sur 551 malades, soit une proportion de 26 pour 100, en ce qui concerne les soldats, tandis que pour les officiers on a seulement 6 cas sur 174, soit 3,45 pour 100. D'après un travail de Conor[1], pendant la guerre du Transvaal, il y aurait eu plus de 2.000 cas d'épilepsie. Cependant, d'après Jacquemin et Bouras, dans notre corps expéditionnaire de Chine (1900-1901) on n'en aurait pas constaté plus de 10 cas, sur un effectif de 13.338 hommes.

Au point de vue pathogénique, il faut sans doute tenir compte des intoxications de toutes sortes déterminées par les conditions de la vie de campagne et dont le rôle est mis en lumière par la notion des « rappels toxiques » du professeur Pierret. Peut-être aussi faut-il réserver une place à part à l'émotion épileptogène. Michaud, dans sa thèse, rapporte une série d'observations dont beaucoup sont déjà anciennes et qui sont favorables à cette façon de voir. Doussin-Dubreuil avait remarqué que de jeunes soldats eurent leur premier accès à l'approche de l'ennemi. Moreau cite le fait d'un soldat qui, voyant une bombe éclater à

[1] *Arch. de médecine et pharm. militaire*, p. 370, 1907.

ses côtés, présenta une série d'attaques convulsives et guérit au bout d'un an.

La guerre de 1870, dit Michaud, eut une répercussion convulsive, comme elle eut une répercussion mentale (Hugon, Magnan, etc.).

Autokratow écrit que, pendant la guerre de Mandchourie, on vit des crises d'épilepsie chez des individus qui n'en avaient jamais présenté auparavant. La recherche des anamnestiques fit voir que beaucoup d'entre eux avaient été atteints dès leur jeune âge d'incontinence nocturne d'urine. Ce fait semble bien démontrer que sous l'influence des événements de la guerre, des émotions et d'un épuisements du système nerveux, des phénomènes épileptiques peuvent se produire chez des sujets qui en fussent demeurés exempts dans les circonstances de la vie ordinaire. On admet aujourd'hui sans conteste la relation qui existe souvent entre l'apparition de la première crise d'épilepsie et une grande émotion (Déjerine[1]). Il est évident qu'il faut ici encore un terrain spécial, prédisposé par l'hérédité névropathique.

Nous devons dire un mot d'un phénomène morbide qui revêt une importance spéciale au point de vue militaire, et qui en dehors de tout autre épisode comitial doit être rattaché à l'épilepsie, nous voulons parler de certains faits d'automatisme ambulatoire. Le terme de fugue toutefois n'implique pas fatalement l'épilepsie.

Parant distingue :

---

[1] Voy. *Revue neurologique*, p. 1587, 1909.

1° Des fugues mélancoliques, provoquées directement par l'anxiété qui incite à la fugue ;

2° Les fugues oniriques, qui représentent des fuites devant les hallucinations terrifiantes du délire onirique des intoxications, des infections, de l'alcoolisme ;

3° Les fugues épileptiques, type de la fugue impulsive, aveugle, irrésistible ;

4° Les fugues de la démence précoce ;

5° Les fugues dromomaniaques, qui représentent le type de l'impulsion obsédante et anxieuse, avec conservation de la conscience du sujet et lutte contre l'impulsion qui s'impose, malgré la volonté ;

6° Les fugues des états seconds représentées par les fugues hystériques, qui sont des accès de somnambulisme ;

7° Les fugues systématisées, qui se poursuivent avec la méthode, la persévérance bien connues des paranoïaques.

« Il est permis de se demander, dit Duponchel, si certaines légendes héroïques ne confirmeraient pas elles-mêmes la réalité et la fréquence de ces impulsions morbides de la marche. » Tel est le fait de ce petit troupier que Sarazin après la déroute de Frœschwiller, vit marcher seul à l'ennemi, sac au dos, arme au poing, alors que trente mille hommes fuyaient derrière lui.

b) *Hystérie.* Les accidents de nature hystérique ont été observés et relatés sous des noms variés, par les chirurgiens des armées en campagne. Conor, dans son étude sur l'hystérie dans l'armée[1], remonte à A. Paré

[1] Conor, l'Hystérie dans l'armée *(Arch. de m. et pharm. milit.,* 1907).

qui les signala. Ledran les étudia le premier. Dupuytren indique ces accidents comme une complication fréquente des plaies par armes à feu. Des faits analogues ont été signalés par Neudörfer, Fischer, Weir Mitchell Petersan et Borstel.

Malheureusement, on ne trouve pas de renseignements très précis. Au siège de Port-Arthur, Wladyczko déclare avoir observé parmi les officiers plusieurs cas d'hystérie. D'après la statistique russe de l'hôpital psychiatrique de Kharbine la proportion serait de 11 hystériques pour 551 aliénés, soit 2 pour 100. La statistique japonaise déjà citée d'Araky donne 1,89 pour 100.

Dans la plupart des cas, il s'agit de phénomènes d'hystéro-traumatisme. En voici deux observations très résumées, empruntées à Conor.

OBSERVATION XIII
(LEGRAND DU SAULLE, *Gaz. des hôpitaux*, 1885).

Pendant la guerre de 1870, un jeune soldat est atteint par une balle au niveau du pariétal gauche. Il perd connaissance, puis quand il revient à lui, on constate qu'il est hémiplégique ; cette hémiplégie ne dure que peu de temps. Mais depuis, il est atteint de somnambulisme et a des accès périodiques de sommeil.

OBSERVATION XIV
(SCHULTZE, *Deutsche milit, Zeitschr.*, 1889).

Au combat de Mars-la-Tour, un soldat allemand reçoit au bras gauche un coup de feu qui ne toucha que le deltoïde. La guérison s'effectua en quatre semaines, et le blessé fit le reste de la campagne. Peu après, se produisit de la parésie des membres supérieur et inférieur gauches sans atrophie, ainsi que des convulsions généralisées. Le champ visuel était rétréci, et il existait de l'anesthésie cutanée des membres ainsi que de la moitié gauche du tronc et du cou.

Ces accidents hystériques post-traumatiques peuvent ne se développer que tardivement. Des cas de cette nature ont été publiés par Petersan et Borstel (Ostdeutsch., Irrenärzt, 1888).

En dehors du traumatisme, le surmenage, la fatigue, les émotions, les infections diverses peuvent déterminer des accidents hystériques.

*
* *

Quelles sont les notions qui ressortent de cet incomplet et trop rapide exposé clinique ? Et tout d'abord existe-t-il une forme de psychose spéciale à la guerre ? On peut affirmer que la guerre ne crée pas une psychose particulière, mais toutefois elle détermine certaines particularités dans l'évolution des maladies mentales. Nous avons vu en effet que, sous les influences débilitantes de la campagne, on note au cours des psychoses aiguës une prédominance assez marquée des états dépressifs.

En outre, si la guerre ne crée pas de psychoses particulières, il est démontré qu'elle hâte le développement de certaines affections cérébrales, telles que la paralysie générale progressive, et qu'elle peut en précipiter la marche. Les fatigues de toutes sortes et les émotions inhérentes à une campagne déterminent des troubles comme la confusion mentale ou la neurasthénie grave chez des sujets qui dans des conditions de vie normale n'auraient jamais présenté de psychose au sens propre du mot, et pareillement elles provoquent chez certains sujets des accidents hystériques ou épileptiques qui n'auraient jamais éclaté.

Les affections prédominantes sont les psychoses alcooliques aiguës ou chroniques. La paralysie générale est plus fréquente chez les officiers que chez les soldats; par contre ceux-ci offrent un beaucoup plus grand nombre de cas d'épilepsie. Enfin les événements de la guerre n'influent pas nécessairement sur la couleur du délire.

Quant au pronostic général de ces affections, il n'est pas différent du pronostic des affections analogues observées dans la pratique du temps de paix. Favorable pour les affections aiguës qui traduisent une insuffisance passagère des cellules corticales, sous l'influence d'une intoxication ou d'une infection également transitoire, il devient d'autant plus réservé que les modifications cellulaires ont été plus profondes et plus persistantes.

CHAPITRE IV

TRAITEMENT ET PROPHYLAXIE

§ Ier. — SERVICE PSYCHIATRIQUE EN CAMPAGNE

« La création d'une assistance psychiatrique pour les troupes en campagne, écrivait Jacoby (d'Orel) au début de la guerre russo-japonaise, s'impose aujourd'hui à tous les peuples civilisés. » Les idées anciennes étaient qu'à la guerre il n'y a pas de maladies mentales. Ce n'est pas résoudre un problème que de le méconnaître ; et, pendant la campagne de Mandchourie, dans les deux armées belligérantes, ces maladies apparaissent et attirent tout d'un coup sur elles l'attention. M. Roubinovitch, au Congrès de Nantes (1909), faisait remarquer la profonde surprise des médecins militaires russes en constatant la présence d'aliénés dans les rangs, et citait cette réponse d'un médecin-chef de l'armée russe à un jeune psychiatre qui venait, au début de la guerre, lui offrir ses services : « Nous n'avons pas besoin d'aliénistes ici. » Il dut se raviser, dit le rapporteur, quand, par la suite, 2.000 cas de folie éclatèrent dans le corps expéditionnaire. Le nombre des malades psychiques s'accroît dès le premier mois de la guerre ; ils ne tardent pas à devenir un lourd fardeau pour les hôpitaux ordinaires, ne possédant ni locaux, ni personnel spécialisés, et la nécessité apparaît de les évacuer sur les asiles de la Russie d'Europe. Au dire d'Autokratow, cette évacuation se fit, dans les débuts, d'une façon déplorable. Il y eut des cas d'évacuation de malades qu'il n'était vraiment pas permis de transporter, mais il le fallait bien, la situation étant sans issue. Grâce à l'initiative de la Croix-Rouge russe, aidée du Département de la guerre, qui donna médecins et personnel et prit pour lui la moitié des dépenses d'entretien, on arriva à improviser en quelques semaines un service très suffisant. Les Japonais avaient aussi créé des services spéciaux pour les malades atteints d'affections mentales.

Les dispositions générales adoptées par les Russes furent les suivantes (Autokratow) :

1° A proximité des combattants, les formations sanitaires de première ligne comprenaient des « chambres psychiatriques », pour ainsi dire extemporanées, où étaient reçus les malades;

2° Ces malades étaient rassemblés dans des hôpitaux, où l'on avait aménagé une section spéciale d'aliénés. Le plus important de ces établissements fut l'hôpital central psychiatrique de Kharbine;

3° Un service périodique d'évacuation par chemin de fer, avec wagons spécialement aménagés, avait été organisé;

4° Etant donné la longueur du trajet, des lazarets d'étapes recueillaient, jusqu'à l'évacuation suivante, les malades devenus incapables de continuer leur route. Les deux principaux se trouvaient à Omsk et à Krasnoïarsk;

5° Enfin, les asiles du territoire. Signalons en passant que la Russie possède des asiles d'aliénés exclusivement militaires.

Il ne nous appartient pas d'étudier les modifications à apporter au règlement sur le service de santé en campagne pour être à même d'organiser, le cas échéant, dans notre armée un service psychiatrique. Une étude de ce genre a été faite par Stier (de Berlin); il montre qu'il suffirait de perfectionnements de détails dans les approvisionnements de guerre actuels pour réaliser ces conditions d'une façon suffisante. En ce qui concerne d'abord le traitement provisoire des aliénés sur le théâtre des opérations, il faudrait prévoir, pour les malades agités, des moyens de contention mécanique. Stier ne dissimule pas sa préférence pour les agents médicamenteux, au premier rang desquels il place l'hyoscine et le trional; il donne pour raison que ces agents chimiques sont beaucoup plus transportables que des appareils, ce qui est, sans doute, un avantage en campagne; mais il faut tenir compte de leurs effets toxiques qui doivent, dans certains cas, en restreindre les indications. Ils sont néanmoins fort précieux.

Les dépôts d'aliénés seront installés, de préférence, dans les grands centres d'étapes. Le nombre de places à prévoir peut être calculé approximativement. C'est ainsi que, d'après Autokratow, les Russes ont eu pendant la dernière guerre 3,5 aliénés pour 1.000 malades ou blessés. Dans ces hôpitaux de campagne, on trouverait des locaux adaptés au traitement et à la surveillance de ce genre de malades, en particulier une installation permettant d'utiliser, pour certains états déterminés, l'influence thérapeutique du bain prolongé.

L'évacuation des malades sur les hôpitaux ou asiles de l'intérieur nécessitant, en temps de guerre, un temps considérable, la composition des convois mérite d'attirer l'attention. Afin que l'évacuation n'agisse pas dangereusement sur l'issue de la maladie, il est indispensable que, pendant le trajet, la nourriture et le logement soient assurés de la façon la plus convenable. On peut facilement aménager, dans ce but, des wagons ordinaires.

Il faut reconnaître avec Granjux que, pour que cette organisation donne le meilleur rendement, elle exige l'affectation à ce service spécial des médecins aliénistes de la réserve et de la territoriale. En outre, le fonctionnement si particulier de pareils hôpitaux dans une zone agitée exige que ceux qui seront à leur tête « soient à la fois chefs militaires et aliénistes; ils doivent avoir l'habitude du commandement et de l'administration militaire ; ils doivent aussi être au courant de l'installation, de l'organisation et des besoins d'un asile. En définitive, l'assistance psychiatrique de campagne nécessitera le concours des aliénistes de la réserve et des médecins militaires spécialisés en psychiatrie. »

§ II. — PROPHYLAXIE

Nous avons signalé dans les chapitres précédents le grand nombre des malades qui, avant la campagne, avaient déjà présenté des phénomènes psychopathiques

divers ou chez qui l'étude des antécédents a décelé
une prédisposition héréditaire ou constitutionnelle, et
nous avons insisté sur l'importance de ces prédispositions. Pour fixer les idées, rappelons que, d'après
Richardson, sur les 297 aliénés observés par cet auteur
dans les troupes américaines, au cours de la guerre
hispano-américaine, 39 avaient présenté des troubles
psychiques antérieurs et 21 avaient été internés dans
des asiles avant leur enrôlement. Ces chiffres sont
significatifs et montrent bien dans quel sens doivent se
diriger les efforts de prophylaxie. Comme il est im-
possible d'annihiler les émotions du combat et les
fatigues des opérations militaires, la tâche du médecin
consiste à bien armer le soldat contre ces influences
dépressives par l'application de toutes les règles de
l'hygiène contre les maladies infectieuses, l'alcoolisme,
les excès vénériens. Dans le même but s'impose l'élimination de l'armée de tous les tarés du système nerveux : hystériques, neurasthéniques graves, psychasthé-
niques, épileptiques, dès que leur affection est reconnue
(Romeyn).

On peut dire que la psychiatrie militaire, du moins
chez nous, est née d'hier. Beaucoup la considèrent
encore d'un œil quelque peu méfiant et ne lui entr'ou-
vrent qu'à regret la porte des hôpitaux et des casernes.
Nous verrons ce qui doit subsister des accusations que
l'on formule ou qu'on laisse entendre contre elle ; à côté
de divers préjugés, ce qui semble dominer dans l'esprit public concernant les maladies mentales en général, et particulièrement les maladies mentales dans
l'armée, c'est une candide ignorance. Lors de la dis-

cussion de la loi relative aux Conseils de guerre, le
11 juin 1909, un député parlant des prévenus militaires
s'écriait, en plein Parlement : « S'ils étaient fous, ils
ne seraient pas soldats ! » Du reste, c'est seulement la
circulaire ministérielle du 16 novembre 1907, sanc-
tionnant les vœux du Congrès des Aliénistes et Neurologistes français de 1899, qui prescrit de faire pro-
céder à l'examen mental des prévenus par des aliénistes
quand il y a des doutes sur l'intégrité des facultés intellectuelles du sujet.

Au point de vue prophylactique, il y a d'abord des
causes lointaines à rechercher et à combattre. De toutes
celles qui diminuent la résistance cérébrale de la race,
l'alcoolisme est certainement la plus importante. Ce
n'est pas ici le lieu de développer l'influence de l'intoxication alcoolique sur l'avenir de la race. Les hy-
giénistes ont donné l'alarme depuis longtemps et l'on
connaît bien les troubles du développement physique
et psychique dans la descendance des alcooliques. Il
suffit de jeter les yeux sur les statistiques des bureaux
de recrutement pour voir le résultat de l'intoxication
alcoolique sur des générations successives dans certaines régions de notre pays, le nord et le nord-ouest
en particulier.

Il faudra donc combattre énergiquement l'alcoolisme
« l'un des plus puissants facteurs de production et
d'aggravation de la folie comme de la criminalité chez
les soldats » (Régis). M. Jude, examinant les affaires de
deux Conseils de guerre, a montré que 67 pour 100
des délits de violence étaient commis par des alcooliques. Nous avons vu, dans le chapitre III, l'influence

de l'alcoolisme sur le développement des psychoses en temps de guerre.

La lutte antialcoolique est, on doit le dire, bien conduite dans l'armée et ce n'est pas à la caserne, mais au dehors, que le soldat s'alcoolise. Souvent même, il y arrive déjà alcoolisé.

Le rôle vraiment actif du médecin est mieux limité. Il doit se résumer en deux mots : éliminer de l'armée les aliénés, empêcher les suspects d'y entrer.

A. — Eliminer de l'armée les aliénés.

Nous distinguerons deux grandes classes de sujets d'intérêt inégal au point de vue de l'expertise et d'inégale difficulté : d'une part, les aliénés avérés ou les aliénés commençants, mais à symptômes suffisamment nets ; d'autre part, cette catégorie que, faute d'un terme meilleur, on appelle les dégénérés. C'est le groupe le plus intéressant, le plus nombreux, le plus délicat à interpréter dans ces manifestations pathologiques si variées, traduction plus ou moins constante de malformations psychiques indélébiles :

1° L'aliéné patent, diagnostiquable à un premier examen (dégénéré inférieur, idiot, imbécile, dément précoce déjà avancé, avec catatonie, etc.), est un cas relativement rare aux diverses phases de la vie militaire, peut être plus fréquent en campagne où le cours des psychoses, comme on l'a vu au chapitre précédent, se déroule avec plus de rapidité et où les symptômes morbides prennent plus de relief;

2° L'expert aura plus souvent à dépister une démence

précoce au début, chez un jeune soldat, une . paralysie générale commençante chez un rengagé, une confusion mentale subaiguë symptomatique d'une infection ou d'une auto-intoxication ; de tels malades, dépistés au régiment, ne pourront être surveillés qu'à l'hôpital, dans des services spéciaux ; mais ici, nous sommes encore sur un terrain solide où l'on ne risque pas trop de perdre pied et qui deviendra plus résistant encore quand on connaîtra mieux l'influence des divers troubles de nutrition sur le fonctionnement de la cellule cérébrale ;

3° La véritable difficulté commence lorsqu'il s'agit de démêler, dans la masse des dégénérés, des débiles mentaux, des déséquilibrés, ceux qui sont des sujets adaptables, mais non éduqués, les autres foncièrement inadaptables, mais susceptibles toutefois d'être utilisés dans de certaines conditions. S'il faut arrêter les aliénés véritables, les débiles mentaux nettement accusés, il ne faut pas priver l'armée de ces autres sujets très légèrement anormaux, mais qui peuvent être précieux, si on sait les utiliser. L'attention des chefs et des médecins militaires sera attirée tout particulièrement sur les « bons absents » et les insoumis qui ont rejoint. Haury a trouvé parmi eux 20 pour 100 d'anormaux avérés.

Que fera-t-on de ces anormaux plus ou moins accentués ?

a) Un certain nombre de débiles peu atteints peuvent être conservés dans le service auxiliaire avec certaines précautions de surveillance et de douceur.

Aux colonies, et en particulier dans les corps spéciaux, ces débiles mentaux, éminemment suggestibles, ne tardent pas à devenir d'aveugles instruments entre les mains des meneurs de bandes.

b) Certains déséquilibrés arrivent au régiment (souvent engagés volontaires) après avoir essayé de tous les métiers, sans d'ailleurs réussir dans aucun, et finissent devant les Conseils de guerre, après avoir fait les pires sottises. On trouve à côté d'un vice fondamental dans leur éducation, des facteurs héréditaires d'infériorité nerveuse ou psychique : alcoolisme, syphilis, intoxications diverses des ascendants ou du sujet lui-même.

Ces sujets sont des non éduqués et des mal adaptés plutôt que des malades. Ils sont à garder au régiment. Ils conviendraient à merveille aux corps d'Afrique formant colonne ou combattant, dont le genre de vie convient, disons le mot, à leurs tendances un peu vagabondes. Ils peuvent rendre là de grands services, et en tout cas, ne doivent pas rester en garnison où leurs mauvais penchants tendent trop aisément à se développer.

L'épreuve de l'adaptation, telle qu'elle sera décrite plus loin, renseignerait sur l'état mental de ces sujets et la façon de les utiliser.

c) Vient cette catégorie de déséquilibrés à tares analogues aux précédentes, mais beaucoup plus accentuées : hérédité lourde, instabilité plus marquée, obsessions anxieuses accompagnées de tendances impulsives, découvrant des lacunes intellectuelles ou morales énormes, à côté de certaines qualités parfois brillantes. Pour ceux-ci l'épreuve de l'adaptation sera

généralement négative et jugée par quelque acte délic-
tueux. Ils passeront bien rarement deux mois sans se
montrer sous leur véritable jour et seront exclus de
l'armée.

d) Mais pour ne pas créer une véritable prime à la
délinquance en se contentant de la réforme comme sanc-
tion vis-à-vis des déséquilibrés et des pervers, nous esti-
mons, avec MM. Antheaume et Mignot, que les sujets
qu'on réformerait dans ces conditions « devraient être
placés dans des établissements spéciaux ; là, ils seraient
surveillés, mis dans l'impossibilité de nuire et soumis
au travail obligatoire, et l'on pourrait tenter le relève-
ment de ceux qui sont encore éducables ».

« En Allemagne, où cependant ce service d'élimination est l'objet de soins attentifs, sur 506 soldats réformés en 1903-1904, 348 sont restés à l'armée pendant
plusieurs mois, où ils n'ont fait que causer des ennuis
inutiles. En France, leurs réformes sont encore beaucoup plus tardives. » (Naville, p. 56).

B. — Arrêter les suspects.

A l'incorporation, le médecin doit réformer tout
homme qui présente de l'inaptitude mentale. Il dépis-
tera les cas suspects (stigmates, tatoués, illettrés). En
Suisse, les « notes pédagogiques » peuvent être d'un
réel secours pour la Commission de recrutement.

Au Congrès international de l'Assistance aux Aliénés
(Berlin, 1910), le Dr Pactet faisait la proposition suivante : le Conseil de revision dresserait une liste des
sujets, chez qui existe une présomption de maladie
mentale. Cette liste serait établie à l'aide de renseigne-

ments qui sont transmis aux préfets à l'occasion de tout placement d'aliénés dans un asile ou une maison de santé (loi du 30 juin 1838, art. 8 et 19), et, d'autre part, des renseignements que les maires auraient l'obligation de donner à l'autorité administrative au moment où ils dressent le tableau de recensement pour la formation de la classe, sur les jeunes gens de leur commune qui, de notoriété publique, sont des déséquilibrés ou des faibles d'esprit.

Cette liste comprendrait : α. les jeunes gens ayant été déjà internés pour troubles mentaux ; β. ceux que la notoriété publique désigne comme anormaux ; γ. ceux qui, au cours de l'examen médical devant le Conseil de revision, auraient, par quelque indice, éveillé dans l'esprit de l'expert le soupçon de l'existence possible de quelque anomalie mentale latente. Elle serait transmise aux chefs et aux médecins des corps de troupe sur lesquels ces recrues auraient été dirigées.

Nous sommes amené à cette importante question des engagés volontaires qui a suscité dans divers milieux de si vives discussions. Elle s'impose énergiquement à l'attention du haut commandement et des médecins militaires. Un préjugé encore profondément enraciné dans l'esprit public prête au service militaire une vertu thérapeutique qui tient du miracle. Cazeneuve fait ressortir le déchet considérable qui atteint les engagés volontaires ; bon nombre d'entre eux sont des instables ou des déséquilibrés qui se sont enrôlés pour un motif futile ou sous la pression de leurs familles, désireuses de se débarrasser d'eux à tout prix. « L'épreuve, dit Christian, dure plus ou moins longtemps ; jamais je ne l'ai vue couronnée de succès. En arrivant au régiment, l'incorrigible y porte sa mobilité d'esprit, sa nonchalance, son mépris de toute règle ; d'abord il est réprimandé, puis on le punit légèrement, plus sévèrement ensuite. Mais quoique les punitions s'ajoutent aux punitions, les fautes deviennent de plus en plus graves, et parfois le Conseil de guerre apparaît menaçant comme dernière étape de la lamentable odyssée. »

Il s'en faut que tous les engagés volontaires doivent être rangés dans ce groupe. S'ils introduisent dans l'armée ce qu'il y a de pire, ils lui apportent aussi l'élément le plus souple et le plus résistant. Il importe seulement de s'entourer de garanties suffisantes pour n'admettre à contracter un engagement que des jeunes gens doués d'une santé mentale satisfaisante. Mais de quelles garanties s'entourer ? Quelles sont les précautions à prendre ?

1º M. le professeur Simonin, du Val-de-Grâce, demande d'abord que le médecin chargé de l'examen soit familiarisé avec la médecine mentale. Pour faciliter son diagnostic, certaines démarches médico-administratives devront être exigées par le recrutement. — α. Un certificat du maire constatera que l'intéressé n'a pas été interné dans un asile et que la notoriété publique ne lui attribue aucune infirmité mentale. — β. Un certificat médical attestant que le postulant est sain de corps et d'esprit. — γ. Enfin, une enquête auprès des parents, des patrons, des chefs d'industrie, fournira des renseignements sur les antécédents intellectuels et moraux de l'engagé, sur sa vie antérieure dans la famille, à l'école, dans la société, et en particulier sur les motifs de son engagement actuel.

2° Le Congrès de Nantes (1909), sur les rapports faits par MM. Granjux et Rayneau, se rangeait à peu près au même avis.

3° Pactet, au Congrès de Berlin (1910), émettait les propositions suivantes : — α. Ne pas admettre les illettrés. — β. Refuser les sujets ayant encouru plusieurs condamnations, même en dehors de celles qui sont prévues aux articles 4 et 5 de la loi du 21 mars 1905 sur le recrutement de l'armée (élimination des fous moraux). — γ. Écarter les sujets présentant des stigmates physiques de dégénérescence très accentués. — δ. Exiger de l'intéressé une déclaration écrite signée de lui et aussi de ses parents, s'il est mineur, attestant qu'il n'a jamais été traité dans un asile ou dans une maison de santé, pour des troubles mentaux. — ε. Attacher une pénalité à toute déclaration de cette sorte reconnue mensongère. — ζ. Au cas où serait créé, dans les écoles, un carnet sanitaire renfermant l'appréciation des professeurs sur les aptitudes psychologiques de chaque élève, la production de ce carnet devrait être exigée pour l'engagement volontaire, ainsi d'ailleurs qu'au Conseil de revision.

Ce dernier article s'inspire des « notes pédagogiques » dans l'armée suisse

Il est certain, en outre, que le jour où le système anthropométrique sera établi dans les régiments, les médecins trouveront dans l'interprétation des fiches anthropométriques un moyen de dépister les anormaux, suivant la méthode préconisée par M. le professeur agrégé Et. Martin et étudiée dans la thèse de M. Vermalle[1].

Toutes ces mesures sont excellentes en elles-mêmes, mais il ne faut pas se dissimuler qu'elles présentent de réelles difficultés d'application. Il y aura des individus qui ne posséderont pas de livret sanitaire scolaire, qui seront inconnus de tous les maires possibles, n'auront pas de résidence fixe, ne pourront obtenir de certificats que de médecins ne les connaissant pas, et susceptibles, dès lors, de nous induire en erreur dans nos appréciations. Et quel est le médecin qui voudra risquer de mécontenter sa clientèle, en refusant d'écrire que le fils d'une famille qu'il soigne est sain d'esprit et propre au service militaire, si ce jeune homme n'est pas notoirement aliéné?

Or, ce sont précisément ces jeunes gens dont les familles veulent se débarrasser, ce sont ces jeunes gens instables, plus ou moins voyageurs ou vagabonds, inconnus de tous les maires et de tous les instituteurs, qui constituent la partie pathologique de nos engagés volontaires.

Pour les sujets non munis des certificats précités, pour tous les cas où, après un examen minutieux, le médecin-expert a des doutes sur l'état psychique de l'intéressé, M. Jude préconise une méthode dite « des engagements résiliables », qui permet de prolonger en quelque sorte l'examen pendant plusieurs semaines, en soumettant l'intéressé aux obligations spéciales de la vie militaire. Si, après deux mois d'observation, il ne

[1] Voyez Et. Martin, *Province médicale*, n° 15, 1911, et th. Vermalle, Lyon, 1911, *l'Anthropométrie des dégénérés*.

présente aucun symptôme de déséquilibré, on l'accep-
tera définitivement comme engagé. S'il n'a pu tra-
verser d'une façon normale cette période d'adaptation,
on le renverra purement et simplement dans ses foyers.
Dans cette observation de longue durée, le médecin
pourrait avoir de précieux auxiliaires parmi les officiers et les sous-officiers qui auront reçu des notions
élémentaires leur permettant de remarquer certains
symptômes morbides chez leurs hommes et de pré-
senter ceux-ci au médecin. Un effort a été déjà tenté
dans ce sens, en Allemagne. On fera des observations
analogues, en ce qui concerne les appelés.

Il ne faut pas apporter dans ces divers modes de
filtration un rigorisme excessif qui risquerait d'appau-
vrir sensiblement un recrutement déjà trop peu nombreux. Il y a là une question de mesure que, dans
l'intérêt de la défense nationale, il faudra toujours
observer. Il faut éliminer ou arrêter les malades ou les
tarés, mais ceux-là seulement. On aura ainsi débar-
rassé l'armée de beaucoup de non-valeurs, qui ne sont
pour elle qu'une charge. Mais qu'on ne s'y méprenne
pas. Nous ne voulons pas faire entendre qu'un soldat,
pour constituer une valeur appréciable au point de vue
militaire, doive réaliser les conditions exigibles d'un
postulant au prix Montyon. La connaissance des tares
psychiques d'un individu, lorsqu'elles se manifestent
seulement (comme c'est le cas pour beaucoup d'engagés) par un léger degré d'anormalité, un goût un peu
pathologique d'aventures, une très légère instabilité, ne
devra pas tendre à exclure celui-ci de l'armée, mais à
le mettre dans certaines conditions d'utilisation plus

en rapport avec ses instincts et où il pourra rendre des services ; en particulier dans certains corps d'Afrique et des colonies, où l'on a encore la chance de « faire campagne » et de « voir du pays ».

L'examen psychiatrique soigneux des jeunes recrues n'est plus une nouveauté dans les armées étrangères. Le Ministre de la guerre allemand a même fait établir pour cet usage un plan d'examen psychologique et une sorte de questionnaire facilitant la recherche des débiles intellectuels. Un certain nombre de pays possèdent des médecins militaires spécialisés comme aliénistes : ainsi l'Allemagne, l'Autriche-Hongrie, la Hollande, l'Italie, la Russie.

Toutes ces mesures prophylactiques réalisées dès le temps de paix ne doivent pas paraître exagérées. Le combat moderne avec ses masses couvrantes de projectiles, ses abris souvent illusoires, le pouvoir explosif de ses engins d'artillerie, l'invisibilité de l'ennemi, la marche en retraite, qui assaillent aussi bien le moral que le physique de l'homme, sont particulièrement en état de produire des émotions fortes, dues à la crainte et à la terreur, et de diminuer ainsi la valeur guerrière du soldat en campagne. Le soldat doit être doué par conséquent d'une santé et d'une résistance morale excellentes. Le chef doit l'être plus encore. Il est très important, dit Conor, de ne pas admettre, comme futurs officiers, des jeunes gens à tares névropathiques. « Ceux qui sont destinés à commander doivent, plus que ceux qui obéissent, posséder un équilibre mental parfait. On conçoit le danger qu'il y aurait à confier un commandement, la responsabilité de vies humaines à un irresponsable, un anormal. »

CONCLUSIONS

I. — On constate dans les armées en campagne une augmentation appréciable du nombre des cas de maladies mentales, par rapport aux chiffres du temps de paix.

II. — Sur le nombre total des malades et blessés, la proportion des aliénés a pu être évaluée approximativement à 4 pour 1.000.

III. — En dehors des causes étiologiques banales (intoxications, infections diverses, émotions, etc.), il convient de signaler l'action, encore assez mal connue, des grandes explosions L'alcoolisme a dans l'étiologie un rôle prépondérant.

IV. — La guerre ne crée pas une psychose particulière. Les événements mêmes de la guerre n'influent pas nécessairement sur la couleur du délire. Mais on constate une prédominance marquée des états dépressifs.

V. — Il faut prévoir une assistance psychiatrique en

campagne ; et, en particulier, assurer dans les meilleures conditions l'évacuation des aliénés.

VI. — Etant donné l'importance des prédispositions morbides, les mesures prophylactiques du temps de paix doivent tendre à dépister et à éliminer les anormaux, et à combattre par tous les moyens l'alcoolisme.

BIBLIOGRAPHIE

ABUNDO (D'), Etats névropathiques consécutifs au tremblement de
terre du 28 décembre 1908 en Sicile *(Rivista italiana di Neuropatologia, Psichiatria ed elettroterapia,* février 1909).

ANTHEAUME et MIGNOT, *les Maladies mentales dans l'armée française,*
1909.

ARAKY (d'Okoyama), Beobachtungen über psychische und nervöse
Krankheiten im japanisch-russischen Kriege 1904-05 *(Klinik
für psychische und nervöse Krankheiten,* 1907, Bd II,
4 Heft).

ARNDT, Uber Geistes-Störungen beim Militair in Folge von Kriegen
(Zeitschrift für Psychiatrie, Bd XXX).

AUBANEL, Observations médico-légales sur l'état mental d'un officier
de l'armée d'Italie *(Annales médico-psychologiques,* 1851,
III, p. 443).

AUTOKRATOW, Die Geisteskranken im russischen Heere während des
japanischen Krieges *(Allgemeine Zeitschrift für Psychiatrie,*
1907, Bd LXIV ; *Comptes rendus de la Société médicale militaire de Kharbine* [en russe]).

BELHOMME, Influence des événements et des commotions politiques
sur le développement de l'aliénation mentale *(Ann. méd.-
psych.,* 1848, II, p. 434).

BENDER, Zur Minenkrankheit *(Deutsche militärärztl. Zeitschrift,* 1875,
p. 632).

BENOIST DE LA GRANDIÈRE, *de la Nostalgie,* 1873.

BINET-SANGLÉ, la Peur et les conditions physiologiques du courage
militaire *(Arch. d'anthropol. criminelle.,* 1905).

BORISCHPOLSK, ROZOR et CHTIDE, *Comptes rendus de la Société médicale militaire de Kharbine,* 1904 [en russe].

CABANÈS et NASS, la Névrose révolutionnaire *(Arch. anthrop. crim.,*
t. XXI).

CAVASSE, *les Dégénérés dans l'armée coloniale* (thèse de Bordeaux,
1903).

Campeano, *Essai de psychologie militaire individuelle et collective*, Fauchon et Maloine, Paris, 1902.

Cazeneuve, *Engagement volontaire et dégénérescence mentale* (thèse de Lyon, 1905).

Chaïkevitch, Contribution à l'étude des troubles psychiques en rapport avec la guerre russo-japonaise (An. in *Revue neurologique*, 1908).

Chantala, *les Folies de la foule* (thèse de Toulouse, 1907).

Chavigny, Hystéro-traumatisme et ses conséquences médico-légales dans l'armée *(Société de médecine militaire franç.*, 31 janvier 1908).

— *Congrès des médecins aliénistes et neurologistes de langue française*, 1909.

Conor, l'Hystérie dans l'armée *(Arch. de médecine et de pharmacie militaires*, 1907).

Dautheville, le « Cafard » ou psychose des pays chauds *(Archives d'anthrop. crim.*, 1911).

Dick, Geisteskranke als Opfer des letzten deutsches-franz. Krieges *(Allgem. Zeitschrift für Psych.*, Bd. XXX).

Dietz, Geitesstörungen in der Armee im Frieden und Krieg *(Allgem. Zeitschrift für Psych.*, Bd. XLIV).

Drastich, *Leitfaden des Verfahrens bei Geisteskranken für Militärärzte*, Wien, 1905.

Ermakow, Psychoses alcooliques dans l'armée russe de Mandchourie *(Arch. de neurologie*, septembre 1910).

— Troubles mentaux pendant la guerre russo-japonaise (Xe Congrès des médecins russes, Moscou, 1907 ; an. in *Revue neurologique*, 1908).

Favier, la « Maladie de la guerre de mines » *(Caducée*, 1902).

Fröhlich, Uber Psychose beim Militär *(Allgem. Zeitschr. für Psych.*).

Gauzy, *Quelques considérations sur l'aliénation mentale chez les militaires des armées de mer* (thèse de Montpellier, 1899).

Granjux, le Rendement des engagés volontaires *(Caducée*, 1909).

— Statistique médicale du corps expéditionnaire de Chine *(Id.*, 1902).

— La prévention des maladies mentales et nerveuses dans l'armée *(Id.*, 1902).

— *Congrès des aliénistes et neurologistes*, 1906-1911.

Guerman, Trouble mental de caractère dépressif, à propos des événements politiques en Russie (An. in *Revue neurol.*, 1907).

Hartenberg l'Etat mental des sinistrés de Sicile *(Presse médicale*, 1909).

Haspel, *de la Nostalgie*, Paris, 1873.

Honigmann, Kriegsneurosen *(Deutsche Militärärztl. Zeitschr.*, 1908).

Hospital, Souvenirs rétrospectifs de 1871 *(Ann. méd.-psych.*, 1875).

Jacoby, les Victimes oubliées de la guerre moderne *(Arch. d'anthr. crim.*, 1904).

Jacoubovitch, De l'Assistance psychiatrique en Extrême-Orient pendant la guerre russo-japonaise (An. in *Revue neurologique*, 1908).

Jeanselme, *le Béri-béri*, Masson, 1906.

Jolly, Klinische Mittheilungen über einige in Folge des Feldzuges 1870-71, entstandene Psychosen *(Arch. für Psychiatrie*, Bd III).

Jude, *les Dégénérés dans les bataillons d'Afrique*, Vannes, Le Beau, 1907.

— Mentalité personnelle et mentalité acquise des soldats du bataillon d'Afrique *(Caducée*, 1909).

— *Congrès des aliénistes et neurologistes*, Bruxelles, 1910.

Kaci, *la Démence précoce dans l'armée* (thèse de Bordeaux, 1905).

Keraval, les Salles d'aliénés militaires en Russie *(Caducée*, 1903).

Kohts, Uber den Einfluss des Schreckens beim Bombardement von Strassburg auf die Entstehung von Krankheiten *(Deutsche militär. Zeitschr.*, 1873).

Laurès et Régis, Cas de confusion mentale subaiguë à la suite de l'explosion du cuirassé « Iéna » *(la Clinique*, 1907).

Le Goïc, *la Nostalgie* (thèse de Lyon, 1890-91).

Legrand du Saulle, De l'état mental des habitants de Paris pendant les événements de 1870-71 *(Ann. méd. psych.*, 1871, VI, p. 222).

Lépine (J.), Pathogénie des états neurasthéniques *(Province médicale*, 1908).

— Considérations sur la nature et le traitement des folies périodiques *(Bull. de la Soc. méd. des hôp. de Lyon*, 1910).

Linas, Considérations médico-psychologiques sur les événements de Paris *(Gazette hebdomadaire de médecine et de chirurgie*, 1871).

Löcher, Uber Psychose beim Militär nach Feldzügen *(Allg. Zeitschr. für Psych.*, Bd XXXVII).

Lunier, Influence des événements de 1870-71 sur le mouvement de l'aliénation mentale en France *(Ann. méd.-psych.*, 1872-74).

Matignon, Troubles psychiques passagers consécutifs à des explosions de mines terrestres *(Caducée*, 1907).

Melnotte, la Névrose du Sud Algérien *(Arch. de méd. et pharm. milit.*, 1906).

Meyer, Die Beziehungen von Geistes-und Nervenkrankheiten zum Militärdienst in Krieg und Frieden (*Deutsche milit. Zeitschr.*, 1909).

Michaud, *du Rôle des émotions dans l'étiologie de l'épilepsie* (thèse de Paris, 1906).

Minor, Einige Statistiche Angaben über die Erkrankungen des Nervensystems im russischen Heer während des russ-japan. Krieger (*Neurol. Centralblatt.*, n° 16).

Morel, Du Délire panophobique des aliénés gémisseurs. Influence des événements de guerre sur la manifestation de cette forme de folie (*Annales médico-psych.*, 1871, VI, p. 321).

Nasse, Bemerkungen über Geistesstörungen bei Militärpersonen in Folge des Krieges von 1866 (*Allgem. Zeitschr. für Psych.*, 1871, Bd XXVII).

Naville, *Contribution à l'étude de l'aliénation mentale dans l'armée suisse et dans les armées étrangères*, Genève, Kündig, 1910.

Nimier, la Guerre au Tonkin et à Formose (*Arch. de méd. et pharm. mil.*, 1889).

Nimier et Laval, *les Projectiles des armes de guerre*, Alcan.

— *Les Explosifs*, Alcan.

Nina-Rodriguez, la Folie des foules (*Ann. méd. psych.*, 1901).

Ozéretzkowsky, des Troubles mentaux liés à la guerre russo-japonaise (An. in *Revue neurologique*, 1907).

Rayneau, les Aliénés dans l'armée au point de vue médico-légal (*Congrès de Nantes*, 1909).

Richardson, Influence des campagnes militaires sous les climats tropicaux dans la production de la folie (*Caducée*, 1901).

Régis, l'Expertise psychiatrique dans l'armée (*Caducée*, 1905).

Roth, *Jahresbericht über Leistungen und Fortschritte des Militär-sanitätswesens*, Berlin, Mittler und S.

Rybakoff, Troubles mentaux liés aux événements politiques contemporains en Russie (An. in *Rev. neurol.*, 1907).

Sanitätsbericht über die deutschen Heere im Kriege gegen Frankreich 1870-71 (*Herausgegeben von der mil. mediz. Abth. des preuss. Kriegs-minist.*, Bd VII, Berlin, 1885, Mittler und S.).

Schoumkoff, Premiers essais de psychiatrie dans la guerre actuelle (*Comptes rendus de la Société médicale militaire de Kharbine*, 1904 [en russe]).

— De l'état mental avant la bataille (An. in *Rev. neurol.*, 1908).

Scliar, De l'influence des événements politiques en Russie sur les maladies mentales (An. in *Rev. neurol.*, 1906).

Simonin, les Dégénérés dans l'armée *(Annales d'hygiène publique et de médecine légale, 1908)*.

— Les Syndromes convulsifs. Leur expertise médico-légale *(Caducée, 1902)*.

Société de neuropathologie et de psychiatrie. Discussion sur le rôle de l'émotion dans la genèse des accidents névropathiques et psychopathiques *(Rev. neurol., 1909-10)*.

Soukhanoff, des Troubles mentaux à forme dépressive chez les soldats (An. in *Rev. neur.*, 1907).

— Des Troubles mentaux en rapport avec la guerre russo-japonaise (An. in *Rev. neurol.*, 1907).

— De la Confusion mentale aiguë et de ses particularités chez les soldats russes *(Journal de neurologie, Bruxelles, 1906)*.

Statistique médicale de l'armée française.

Stewart, The mental and moral effects of the south african war 1899-1902 on the british people *(Journal of mental science, 1904)*.

Stier, *Uber Verhütung und Behandlung von Geisteskrankheiten in der Armee* (Lüdeking, Hambourg, 1902).

— Die psychiatrischen Erfahrungen der letzten groszen Kriege und ihre Nützanwendung für uns *(Berliner militärärztliche Gesellschaft; an. in Deutch. milit. Zeitschr., 1908)*.

— Die Behandlung der Geisteskrankheiten in Kriege *(Id., 1908)*.

Von Tobold, le Traitement des soldats atteints de maladies mentales dans l'armée allemande *(Caducée, 1904)*.

Wladyczko, Troubles mentaux pendant le siège de Port-Arthur *(Nouvelle Iconographie de la Salpêtrière, 1907)*.

TABLE DES MATIÈRES